I0036036

Formulaire des Médications Nouvelles

par

le Dr H. Gillet

FORMULAIRE

DES

MÉDICATIONS NOUVELLES

LIBRAIRIE J.-B. BAILLIÈRE ET FILS

DU MÊME AUTEUR :

La·Pratique de la sérothérapie
et les traitements nouveaux de la diphtérie.
1895, 1 vol. in-18 j., 292 p. avec 37 fig. cart.
Rythmes des bruits du cœur, physiologie, pathologie.
(*Bibliothèque médicale Charcot Debove*).
1894. 1 vol. in-18 j.

BOCQUILLON-LIMOUSIN. — **Formulaire des médica-ments nouveaux.** Préface par le Dr Huchard, médecin de l'hôpital Necker. 6e *édition*, 1895, 1 vol. in-18 de 314 pages, cartonné .... 3 fr.
— **Formulaire des alcaloïdes** et des glucosides. Préface par le professeur Hayem. 1894, 1 vol. in-18, cart. 3 fr.
— **Formulaire de l'antisepsie et de la désinfection.** Préface par le Dr Verchère, chirurgien des hôpitaux. 1893, 1 vol. in-18 avec figures, cartonné........ .... 3 fr.
BURLUREAUX. — **La pratique de l'antisepsie dans les maladies contagieuses et en particulier dans la tuber-culose,** par le Dr Ch. Burlureaux, professeur agrégé à l'Ecole du Val-de-Grâce. 1892, 1 vol. in-18 jés. de 300 pages, cartonné......................... 5 fr.
DELEFOSSE. — **La Pratique de l'antisepsie dans les maladies des voies urinaires.** 1893, 1 vol. in-18 jés. de 234 p. avec 50 fig., cart................... 4 fr.
GUBLER et LABBÉE. — **Commentaires thérapeutiques du Codex médicamentarius.** Histoire de l'action phy-siologique et des effets thérapeutiques des médicaments inscrits dans la Pharmacopée française. 5e *édition*, en concordance avec la dernière édition du Codex. 1896, 1 vol. gr. in-8 de 1100 pages............... 18 fr.
LABBÉE. — **Les Médicaments nouveaux.** 1896, gr. in-8 de 76 p.................................... 2 fr.
LEFERT (Paul). — **Aide-mémoire de thérapeutique,** 1896, 1 vol. in-18, 318 p., cart............ ... 3 fr.
MANQUAT. — **Traité élémentaire de thérapeutique,** de matière médicale et de pharmacologie, par le Dr Man-quat, professeur agrégé à l'Ecole du Val-de-Grâce. 2e *édition*, 1895, 2 vol. in-8 de 1600 p........ 20 fr.
SCHWARTZ (Ed.). — **La pratique de l'asepsie et de l'an-tisepsie en chirurgie,** par Ed. Schwartz, agrégé de la Faculté de Paris, chirurgien de l'hôpital Cochin. 1893, 1 vol. in-18 jésus de 380 p., 51 fig. cart........ 6 fr.
VINAY. — **Manuel d'asepsie.** Stérilisation et désinfection par la chaleur. Applications à la médecine, à la chirur-gie, à l'obstétrique et à l'hygiène, 1890, 1 vol. in-18 jésus de 532 p. avec 74 fig. cart............... 8 fr.

1205-95. — Corbeil. Imprimerie Éd. Crété.

FORMULAIRE

DES

MÉDICATIONS NOUVELLES

PAR

Le Dʳ H. GILLET

ANCIEN INTERNE DES HOPITAUX DE PARIS
CHEF DU SERVICE
DES MALADIES DES ENFANTS A LA POLICLINIQUE DE PARIS

avec 15 figures intercalées dans le texte.

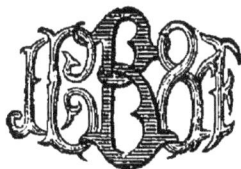

PARIS

LIBRAIRIE J.-B. BAILLIÈRE ET FILS

19, rue Hautefeuille, près du boulevard Saint-Germain

—

1896

PRÉFACE

En dehors même des médicaments nouveaux (1), la thérapeutique marque ses progrès
incessants par deux sortes d'acquisitions bien
distinctes les unes des autres.

Les unes constituent des *médications nouvelles proprement dites*. Ce sont de véritables
découvertes. Elles correspondent à un ordre de
faits scientifiques complètement nouveaux. Rien
de semblable n'existait auparavant. Aux indications nouvelles révélées par cet ordre de faits
nouveaux, il faut des médications nouvelles
aussi pour les remplir. Ici donc tout est neuf.
Ce qui ne veut pas dire cependant que, pour
remplir l'indication, on n'utilise pas des médicaments déjà anciens.

Le second genre d'acquisitions thérapeutiques
ne dérive plus d'indications nouvelles, mais
d'*agents nouveaux* ou de *méthodes nouvelles*
pour remplir des indications déjà connues.

(1) Voyez H. Bocquillon-Limousin, *Formulaire des médicaments
nouveaux*. Paris, J.-B. Baillière et fils, 7° édition, 1896.

Ici ce ne sont plus les indications qui sont neuves, mais les moyens de les remplir.

Si l'on veut une comparaison avec ce qui existe dans la littérature, les nouvelles médications représenteront les *néologismes*, les nouvelles méthodes, les *tournures nouvelles*.

Ce sont ces deux sortes de méthodes thérapeutiques que l'on trouvera décrites et résumées dans ce volume, sous le titre de *Formulaire des médications nouvelles*.

Nous y réunissons tout ce qui n'est pas entré suffisamment dans les livres classiques, en nous attachant surtout aux nouveautés dont le caractère pratique semble bien net et non aux simples curiosités qui viennent inutilement encombrer la thérapeutique et jeter la confusion dans les esprits.

Pour la manière de se servir de ce formulaire, le lecteur nous saura gré de lui exposer ici le plan suivant lequel ce livre a été écrit.

Afin de faciliter les recherches, les matières contenues dans ce volume ont été rangées méthodiquement par ordre alphabétique, c'est donc dans cet ordre qu'on trouvera à la fois les *médications nouvelles*, les *maladies* auxquelles elles se rapportent et les *médicaments* qui sont indiqués dans le texte ou dans les formules. De sorte que le lecteur pourra indifféremment puiser le renseignement qu'il désirera connaître à l'une de ces trois sources.

Chaque nom de MALADIE est suivi du titre des médications nouvelles, qu'on peut appliquer à son traitement, avec le renvoi au numéro de la page, où chacune de ces médications forme un article.

Après chaque nom de MÉDICAMENT se trouvent de même indiquées les nouvelles méthodes dans lesquelles ces médicaments sont utilisés, avec la même indication de la page exacte où ce médicament est nommé, soit dans le texte, soit dans les formules.

Chacune des MÉDICATIONS NOUVELLES est traitée sur un plan identique, qui permet de trouver immédiatement le détail particulier sur lequel on veut se renseigner.

En voici le canevas général :

Sous la rubrique, *principe de la méthode*, est exposée l'idée directrice qui a donné naissance à la nouvelle médication.

Ensuite sont indiqués, la *nature des médicaments* ou *des agents thérapeutiques* employés, le *mode d'administration* ou la *technique*, les *doses*.

Viennent après le *mode d'action*, les *effets* de la nouvelle médication.

Les *indications* précisent les maladies qui ressortissent à la méthode décrite ; à la fin sont de même signalées, s'il y a lieu, les *contre-indications*.

Cette manière uniforme crée un repérage

naturel, qui fournit au lecteur un moyen sûr pour s'orienter.

La longueur plus ou moins grande des articles contenus dans ce livre indiquera la valeur respective et l'importance relative de chacune des médications nouvelles qui s'y trouvent décrites.

Un formulaire du genre de celui-ci ne se comprend donc et n'a sa raison d'être que s'il se dirige vers un but essentiellement pratique, le vrai point de mire de la médecine positive.

Dr H. GILLET.

Novembre 1895.

FORMULAIRE

DES

MÉDICATIONS NOUVELLES

Abcès de fixation. — Principe de la méthode. — L'observation avait semblé montrer qu'en provoquant une inflammation suppurative dans différents points du corps au moyen d'injections irritantes d'huile de térébenthine ou autres substances capables de faire naître du pus collecté, on parvenait pour ainsi dire à épurer le sang et à empêcher l'intoxication due aux infections diverses; d'où l'idée d'instituer cette méthode de traitement des affections pyogéniques ou autres par la provocation d'abcès artificiels (abcès de fixation). (Fochier, de Lyon.)

Nature de la médication. — On fait usage d'huile de térébenthine, d'éther, de nitrate d'argent, etc.

Mode d'administration. — C'est exclusivement en injections sous-cutanées qu'agissent ces corps pour provoquer une réaction inflammatoire.

Dose. — De quelques gouttes à un centimètre cube, selon l'effet à produire.

1.

MODE D'ACTION. — On provoquerait ainsi une espèce de dérivation, un émonctoire.

On aurait parfois rencontré dans ces abcès le même microbe que celui de la maladie traitée.

C'est un peu revenir au vieux cautère ou à l'ancien vésicatoire.

EFFETS. — A. *Locaux*. — Localement, on assiste au développement d'une inflammation suppurative, avec ses symptômes locaux, rougeur, chaleur, douleur, et son retentissement général, frisson, fièvre, embarras gastrique.

B. *Généraux*. — Les abcès ainsi provoqués par les injections d'huile de térébenthine paraissent amener peu à peu une amélioration. A l'apparition du pus dans les foyers de ces abcès, le poumon semble se dégorger et la régression des phénomènes morbides commencer sous cette influence.

Les preuves données à l'appui, outre les faits statistiques, sont bien un peu spécieuses.

ACCIDENTS. — Cette méthode peut exposer à de sérieux dangers et est capable de provoquer une néphrite (Semmola). Il faudra avoir à l'esprit la possibilité de ces accidents.

INDICATIONS. — On a employé la méthode des abcès de fixation dans les *affections puerpérales graves*, et dans différentes affections les phlegmons artificiels constitueraient une méthode de sauvetage pour l'organisme gravement atteint, comme dans la *pleurésie purulente*, et principalement la *pneumonie*, etc., etc.

CONTRE-INDICATIONS. — Complications rénales.

Abcès hépatiques. — Antisepsie intestinale (p. 37), évacuante (p. 42), astringente (p. 44).

Abcès périnéphrétiques et rénaux. — Antisepsie

intestinale (p. 37); antisepsie générale (p. 13 et 14); antisepsie médicale des voies urinaires (p. 47).

Abcès pulmonaires. — Antisepsie des voies respiratoires inférieures (p. 24); inhalations antiseptiques (p. 25); médication interne (p. 29); injections intrapulmonaires (p. 107); vaporisations antiseptiques (p. 25).

Ablation des amygdales. — Antisepsie des voies digestives et respiratoires supérieures (p. 16).

Adénite tuberculeuse. — Antisepsie des voies respiratoires inférieures (p. 24); injections sous-cutanées de créosote ou méthode de Burlureaux (p. 131).

Air froid. — Principe de la méthode. — On pourrait croire que l'idée directrice de cette méthode devrait être l'abaissement de la température. C'est ce qui a dû tenter les auteurs qui l'ont essayée. Toutefois c'est le résultat le moins évident.

Nature de la médication. — C'est l'air atmosphérique refroidi qu'on emploie.

Mode d'administration. — D'après la méthode de W. S. Fenwick (de Londres), on met le malade dans son lit sous un châssis, la tête laissée au dehors. Des seaux remplis de glace, placés sous cet appareil, renouvelés en temps utile, permettent de diminuer l'air enfermé de 9° sur l'air ambiant.

Au contraire, M. Woite Kewitsch fait des inhalations d'air refroidi et fait durer les séances de quinze à vingt minutes.

Effets. — A la suite des inhalations d'air froid ou de ce refroidissement périphérique on constate un *abaissement momentané* (?) *de la température*, en même temps, *diminution dans la rapidité du pouls et des mouvements respiratoires*. Il se fait aussi une *diminution du catarrhe bronchique*, accompagnée d'une *sensation de mieux*.

MODE D'ACTION. — L'oxyhémoglobine se forme mieux.

INDICATIONS. — On peut donner l'air frais dans les fièvres intenses (Woite Kewitsch), dans la *pneumonie* (P. Blaikie Smith, d'Aberdeen); on pourrait même généraliser encore plus.

Air chaud. — PRINCIPE DE LA MÉTHODE. — L'air chaud a été employé d'après la méthode de Weiggert en inhalations dans la *tuberculose* dans le but de détruire les bacilles.

NATURE DE L'AGENT THÉRAPEUTIQUE. — On fait passer l'air atmosphérique dans un appareil qui le chauffe à 90° passés.

MODE D'ADMINISTRATION. — Le malade aspire cet air, par courtes séances.

MODE D'ACTION. — L'air surchauffe, indemne de germes, gêne les germes dans leur croissance.

INDICATIONS. — On l'a conseillé encore dans les *fièvres*, la *pneumonie*.

Aliénation mentale. — Séquardine (p. 184); suggestion (p. 235); transfusion nerveuse (p. 238).

Anémie. — Antisepsie intestinale (p. 37); antisepsie simple (p. 40); antisepsie évacuante (p. 42); ferrugineux en injections sous-cutanées (p. 97); glycérophosphates (p. 100); sérothérapie, sérum artificiel (p. 189); séquardine (p. 184); spermine (p. 222); transfusion nerveuse (p. 238).

Anémie pernicieuse. — Ferrugineux en injections

sous-cutanées (p. 97); glycérophosphates (p. 100); suc médullaire (p. 225).

Angines. — Antisepsie générale (p. 13, 14); antisepsie des voies digestives et respiratoires supérieures (p. 16).

Angine à streptocoque, Pseudo-membraneuse non diphtérique. — Serum antistreptococcique (p. 206); streptoxine (p. 224).

Angine diphtérique. — Voir Diphtérie (p. 87).

Antisepsie médicale. — PRINCIPE DE LA MÉTHODE. — Sœur puinée de l'antisepsie chirurgicale, l'antisepsie médicale essaie d'appliquer à l'intimité des organes les principes en usage dans le traitement des plaies. Poursuivre jusque dans les viscères, jusque dans les cellules, les microbes infectieux pour les détruire ou annihiler, voilà son but.

Ce but, on peut l'atteindre différemment. Tantôt l'on tente l'*antisepsie générale*. On veut rendre la lymphe et le sang eux-mêmes antiseptiques et faire que la vie des bactéries soit impossible dans le milieu intérieur.

C'est la méthode qui a fourni le moins de résultats pratiques par la raison de la difficulté d'élever suffisamment les doses, dans la crainte d'empoisonner le malade. Il y a de plus le choix de l'antiseptique approprié à telle ou telle infection. Tout antiseptique n'est pas une panacée, il faut bien le savoir ; chacun ne vaut que pour tel ou tel microbe et encore à une dose minima au-dessous de laquelle l'action reste inefficace.

C'est ainsi que M. Albert Robin a montré la possibilité de la pneumonie chez les syphilitiques, malgré l'imprégnation mercurielle. Il est vrai que le fait ne permet pas une généralisation à toutes les maladies infectieuses, mais à la seule pneumonie, et non pour tous les antiseptiques, mais pour le seul sublimé. La question ne peut être menée au delà.

A côté de cette antisepsie générale revient l'*anti-sepsie localisée* à tel ou tel organe.

A. Antisepsie interne générale. — PRINCIPE DE LA MÉTHODE. — On espère, par l'absorption de substances de nature antiseptique, aller tuer les microbes au sein même des humeurs de l'organisme ou tout au moins empêcher leur culture et ses conséquences, par une sorte d'imprégnation de tous les tissus.

NATURE DES MÉDICAMENTS. — Les médicaments qui peuvent servir comme antiseptiques internes doivent réunir deux conditions souvent difficiles à remplir :

1° être doués d'une valeur antiseptique indéniable, c'est la condition *sine quâ non ;*

2° ne posséder qu'une toxicité minime, qui permette de les employer à dose bactéricide suffisante, sans crainte de phénomènes toxiques.

On peut dire qu'on remplit difficilement ces deux conditions un peu opposées.

Des médicaments essayés dans ce but il ne reste guère que le sublimé, l'acide phénique, le salol, auquel on a tenté de joindre récemment le lysol.

MODE D'ADMINISTRATION. — DOSES. — Pour le sublimé, lorsqu'on l'emploie, on ne le prescrit guère qu'en potion, par exemple :

> Sirop de punch................... 120 grammes.
> Sublimé.......................... 1 centigr.

Le salol ou le lysol s'administrent en suspension dans un julep gommeux :

Julep gommeux................... 120 grammes.
Salol........................... 3 —

(GOUGUENHEIM.)

Pour l'acide phénique, on a parfois recours à la potion, mais, le plus souvent on le fait absorber sous forme de lavement. Malheureusement, on a eu des morts par empoisonnement, à enregistrer, il est vrai, par erreur de doses.

Chez l'adulte, on ne peut donner plus de 25 centigrammes de phénol à la fois.

Il est bon d'avoir présent à la mémoire que le sulfate de soude ou le sulfate de magnésie constituent les meilleurs antidotes du poison.

L'acide salycique et le benzoate de soude s'emploient aussi :

Acide salicylique................ 1 gramme.
Julep gommeux.................. 120 grammes.

MODE D'ACTION. — Mélangé au milieu de culture de tels ou tels microbes, tels ou tels antiseptiques arrêtent ou empêchent les développements des colonies. On suppose que le même résultat s'obtient au milieu des tissus.

EFFETS. — Lorsqu'on introduit les médicaments antiseptiques dans l'économie, leur action se manifeste par un abaissement de la température fébrile. En même temps on voit les produits d'excrétion diminuer leur toxicité (urine, fèces, etc).

L'abaissement de température peut tenir à deux causes : 1° la suppression bienfaisante de l'activité des microbes; 2° la propriété hypothermisante et par cela nuisible à une certaine dose de l'agent médicamenteux employé.

ACCIDENTS. — Mais à côté de cette antipyrèse, on note une action dépressive sur les centres nerveux et circulatoire, collapsus, syncope, etc. Pour l'acide phénique, la coloration brunâtre des urines doit éveiller l'attention sur la possibilité de l'intoxication.

INDICATIONS. — Dans *toutes les infections*, on peut avoir recours à l'antisepsie générale, mais en en surveillant l'action.

B. Antisepsie localisée. — C'est plutôt par l'antisepsie localisée que nous avons barre sur les infections et notre pouvoir augmente lorsque nous nous en servons comme moyen prophylactique. C'est ainsi qu'on pratique l'*antisepsie des voies respiratoires et digestives supérieures, nez, bouche, pharynx ;* celle des *voies respiratoires inférieures*, des *bronches* et du *poumon*, celle du *tube digestif* de l'*estomac*, de l'*intestin*, une des plus importantes et d'applications multiples, celle des *voies urinaires*, celle de la *peau*.

Dans cette antisepsie localisée, on n'attaque pas directement le milieu intérieur plus ou moins infecté, mais on veille à supprimer les causes de son infection. C'est un procédé qui ne devient curatif qu'en seconde étape ; il est d'abord prophylactique.

Nous passerons en revue tous ces procédés.

Antisepsie des voies digestives et respiratoires supérieures. — PRINCIPE DE LA MÉTHODE. — On constate que dans un grand nombre de maladies infectieuses, que dans les fièvres exanthématiques, la gravité du pronostic dépend le plus souvent d'*infections secondaires* surajoutées. C'est ainsi que la rougeole, par elle-même ordinairement assez bénigne, devient plus grave par suite de la broncho-pneumonie. Sur l'infection morbilleuse se greffe l'infection streptococcique.

Or la contamination des voies respiratoires inférieures, du lobule pulmonaire, procède de celle des voies digestives et respiratoires supérieures, du nez, de la bouche, réceptacle de microbes nombreux. On en a isolé plus de vingt espèces différentes (Vignal, David), parmi lesquels le streptocoque, le pneumocoque, etc.

Si l'on considère qu'à l'état de maladie, les sécrétions normalement bactéricides voient s'affaiblir ou se perdre leur pouvoir de détruire les microbes, on conçoit qu'on ait l'idée de renforcer ou de suppléer l'action défensive du mucus nasal (Wurtz), ou buccopharyngé, par celle de certains antiseptiques appliqués localement.

Par contre-coup, ces antiseptiques locaux possèdent une propriété générale indirecte puisqu'ils entravent le développement d'une infection à lésion localisée, la broncho-pneumonie par exemple, mais à effet général, par suite de la diffusion des toxines formées sous l'influence des microbes.

Dans les affections microbiennes primitivement locales on fait par l'antisepsie le traitement rationnel.

NATURE DES MÉDICAMENTS. — Les substances mises en œuvre ne peuvent être indiquées que pour l'heure actuelle. L'avenir nous en réserve sûrement de nouvelles qui viendront s'ajouter à celles que nous utilisons aujourd'hui ou les remplacer.

Leur liste est encore restreinte aujourd'hui.

L'*acide borique* tient une large place dans cette méthode, par cette raison qu'on l'applique surtout chez l'enfant et que l'acide borique, par sa toxicité infime, représente l'antiseptique par excellence de la médecine infantile. Le *borax* s'emploie au même usage.

On en a ajouté d'autres, plus récemment, le *menthol*, le *phénosalyl*, etc.

Il n'y aura pas grand inconvénient à tirer profit du *permanganate de potasse*, au besoin du *sublimé* à très faible dose et d'autres antiseptiques peu toxiques.

MODE D'ADMINISTRATION. — DOSES. — Que ce soient le
nez, la bouche ou la gorge dont on veuille assurer l'antisepsie, c'est sous forme liquide, en lavages, en irrigations, en gargarismes, qu'on prescrit le médicament ;
on l'emploie souvent en poudre, en insufflation pour
les cavités nasales.

L'*acide borique*, comme le *borax*, exige des solutions saturées. Pour l'acide borique, on en dissout à
chaud 40 grammes pour 1000 d'eau filtrée et bouillie.

L'*acide phénique* à 1 p. 100, le *sublimé* de 1 à 2
p. 1000 ont leurs applications.

Le *menthol* s'incorpore aux corps gras, par exemple en solution à 10 p. 100 dans la vaseline liquide.

Le *permanganate de potasse* rend service en solution
à 1/2, 1 ou 2 p. 1000 ; l'*acide salicylique* à 1/2 à
2 p. 1000.

On a vanté l'utilité de la solution suivante :

Liqueur de Labarraque (hypochlo-
  rite de soude)..................... 50 grammes.
Eau bouillie...................... 1 litre.

(Roux.)

A. Antisepsie de la bouche et de la gorge. — Parmi
les nombreuses solutions employées comme gargarismes antiseptiques, on peut retenir les suivantes :

Salol........................... 2 grammes.
Acide borique................... 10 —
Alcool......................... 40 —
Eau bouillie.................... 500 —

soit :

Phénosalyl pur.................. 1 gramme.
Glycérine...................... 25 grammes.
Alcool de menthe.............. 5 —
Eau.. .... 250 —

ou bien :

```
Acide phénique................... 10 centigr.
Acide benzoïque.................. 3 grammes.
Teinture d'eucalyptus............ 10    —
Eau............................ 1 litre.
```

(P. Le Gendre.)

ou encore :

```
Menthol........................ 1 gramme.
Alcool......................... 16 grammes.
Eau............................ 984    —
```

(Sabbatain.)

et aussi :

```
Acide borique................... 20 grammes.
Sublimé........................ 1 centigr.
Essence de menthe.............. 1 goutte.
Eau............................ 500 grammes.
```

Pour les irrigations on a le choix entre les solutions saturées d'acide borique, de borax à 4 p. 100, ou encore :

```
Acide borique................... 35 grammes.
Naphtol β...................... 20 centigr.
Eau............................ 1 litre.
```

(P. Le Gendre.)

ou :

```
Acide phénique................. 1 gramme.
Acide borique.................. 25 grammes.
Thymol......................... 50 centigr.
Essence de menthe.............. XX gouttes.
Teinture d'anis................ 10 grammes.
Eau............................ 1 litre.
```

(Dujardin-Beaumetz.)

Cette mixture s'emploie mélangée avec quantité égale d'eau.

Comme topique antiseptique :

```
Glycérine...................... 70 grammes.
Borax.......................... 20    —
Eau............................ 20    —
```

En irrigations pour la gorge, conviennent encore les solutions d'acide salicylique :

Acide salicylique.................	1 gramme.
Alcool..........................	20 grammes.
Eau............................	980 —

(PARISOT.)

Voici encore une autre solution antiseptique, non toxique :

Borate de soude.................	11 grammes.
Acide borique...................	5 —
Acide salicylique..·............	5 —
Eau saturée d'essence de thym....	1000 —

(L. PORTES.)

B. **Antisepsie des fosses nasales.** — L'antisepsie des fosses nasales nécessite quelques remarques.

Les lavages boriqués, d'après M. Lermoyez et Helme, ne seraient guère qu'aseptiques. Les autres antiseptiques, sublimé au 1/10000, acide phénique à 1/200 : ont de grands inconvénients par leur action caustique sur la muqueuse.

Les pommades feraient perdre aux antiseptiques leur pouvoir bactéricide. (Ceppi.)

Comme lavage, il serait préférable d'adopter le mélange suivant :

Phénosalyl...........................	1 gramme.
Chlorure de sodium..................	6 grammes.
Eau bouillie........................	1 litre.

On pourrait aussi faire usage de l'*asaprol* en solution à 1 ou 2 p. 100 (Moncorvo).

Les solutions destinées à pratiquer l'antisepsie du nez, de la bouche et du pharynx, demandent, pour remplir complètement leur office, certaines manœuvres.

Pour la bouche et le pharynx, les *gargarismes* bien faits peuvent suffire le plus souvent; lorsque ceux-ci ne sont pas possibles, comme chez les jeunes enfants, il faut recourir aux *irrigations* à l'aide d'un clyso, muni d'une canule propre et spéciale à la région.

On peut, avec le même instrument, effectuer les *lavages du nez*, c'est ainsi qu'on le pratique dans les hôpitaux d'enfants. Le liquide doit entrer par une narine et sortir par l'autre, le pharynx nasal se trouve ainsi nettoyé. La manœuvre consiste à mettre sur un plan décliné la narine de sortie.

Le siphon de Weber (fig. 1) possède certains avantages. Terminé par une olive qui bouche la narine d'entrée et empêche le reflux du liquide, il permet, après avoir été une fois amorcé à l'aide de la poire en caoutchouc intercalée sur le trajet de son tube, de faire passer, sans arrêt ni effort spécial, une grande quantité du liquide irrigateur, ce

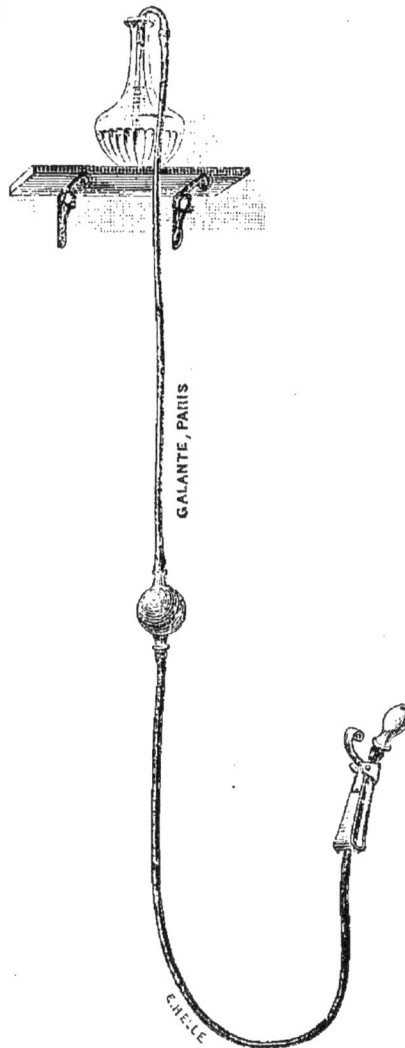

Fig. 1. — Siphon de Weber.

qui n'est pas sans utilité ; mais il n'a pas la force de projection de l'irrigateur. Ce n'est pas du reste un désavantage.

Avec le pulvérisateur nasal de Ruault (fig. 2) on

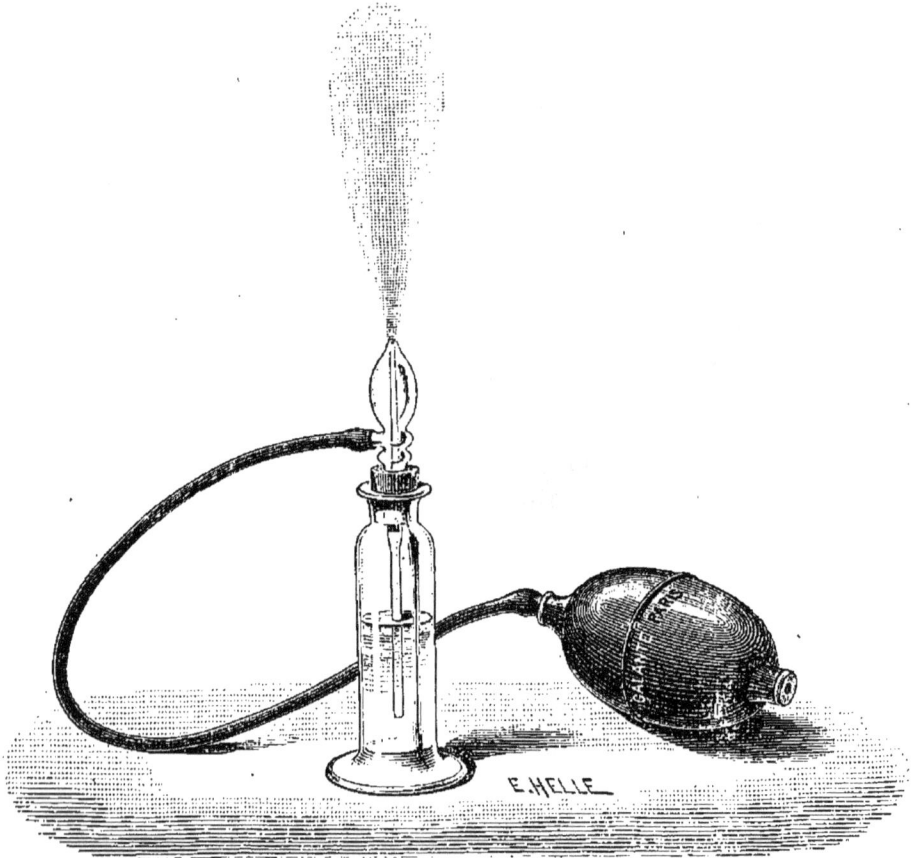

Fig. 2. — Pulvérisateur nasal de Ruault.

fait de même pénétrer sous forme de pulvérisation les antiseptiques.

Lorsqu'on emploie les dissolutions huileuses ou les pommades, on enduit les cavités nasales à l'aide d'un

petit tampon d'ouate, porté au bout d'un petit
manche en bois.

On commence le plus souvent par un lavage soigné,
avec la solution boriquée à 4 p. 100, par exemple,
et l'on termine par une application de vaseline
liquide mentholée au 1/20, ou même au 1/10, ou
encore :

Menthol.........................	10 centigr.	
Acide borique...................	3 grammes.	
Vaseline blanche................	30	—

On enduit le plus profondément possible les cavités
nasales à l'aide de boulettes d'ouate imprégnées du
médicament et montées sur une tige longue.

Le meilleur procédé serait encore les insufflations
de poudre comme l'*aristol* ou l'*iodol*.

INDICATIONS. — On doit faire l'antisepsie prophylactique des voies digestives et respiratoires supérieures
dans la plupart des maladies infectieuses, *fièvres
éruptives* et autres. C'est le cas dans la *coqueluche*, la
fièvre typhoïde, la *rougeole*, la *scarlatine*, la *variole*, la
varicelle, la *pneumonie*, la *broncho-pneumonie*, le *diabète*, les *aphtes*, les *angines* de toute nature, dans les
diphtériques surtout, les *végétations adénoïdes*, le *coryza chronique*.

On doit faire l'antisepsie de la gorge, après l'*ablation
des amygdales*. A la suite de cette opération il n'est
pas rare que la plaie opératoire se couvre de produits
pseudo-membraneux, souvent sans importance, mais
parfois, comme on l'a publié récemment, de nature
diphtérique vraie, c'est-à-dire avec bacille de Löffler.

L'antisepsie systématique des premières voies digestives et respiratoires constitue une pratique hau-
tement à recommander; elle est *obligatoire dans la
médecine d'enfants*.

Antisepsie laryngée par badigeonnages. — PRIN-
CIPE DE LA MÉTHODE. — Aller porter le topique sur la
muqueuse laryngée même, c'est là un procédé du
ressort du laryngologiste ; pour certaines affections, la
méthode devient purement médicale.

NATURE DU MÉDICAMENT. — La liste des substances
serait longue. Nous ne nous arrêterons qu'à quelques-
unes, chacune un peu spéciale à telle ou telle maladie,
l'*acide lactique* pour la tuberculose, le *pyoctanin*
pour le cancer, la *résorcine* ou l'*asaprol* pour la coqueluche.

Ces substances ont été recommandées par M. Moncorvo (de Rio de Janeiro). Il les emploie de la façon
suivante :

> Résorcine........................   1 gramme.
> Eau.............................   9 grammes.

ou :

> Asaprol........................   1 gramme.
> Eau.............................   99 grammes.

A l'aide d'un pinceau recourbé ou d'une boulette
d'ouate fixée sur un manche coudé, on va badigeon-
ner l'ouverture même du larynx, deux fois par jour.

MODE D'ACTION. — Pour la résorcine et l'asaprol, on
aurait une action bactéricide sur l'agent pathogène de
la coqueluche, bacille d'Afanasiew ou microcoque de
Moncorvo.

EFFETS. — La coqueluche céderait à brève échéance.

INCONVÉNIENTS. — Il y a parfois indocilité de la part
des enfants.

INDICATIONS. — Les badigeonnages intralaryngés
constituent surtout une médication nouvelle dans la
coqueluche.

**Antisepsie des voies respiratoires inférieures
(bronches, poumons).** — PRINCIPE DE LA MÉTHODE. —

Aller porter l'antisepsie jusque sur les bronches et surtout jusqu'à l'alvéole pulmonaire, voilà le but. Pour y parvenir deux voies :

1° la voie directe par les *inhalations* et les *pulvérisations* ;

2° la voie détournée, par absorption intestinale et *élimination par le poumon.*

A. Inhalations, pulvérisations, vaporisations. — On leur reproche de ne pas atteindre, à cause de l'air résidual, l'alvéole lui-même ; mais, sur tout le reste du tractus broncho-pulmonaire, ce procédé conserve toute sa valeur.

NATURE DES SUBSTANCES. — Ce sont ordinairemen des substances volatiles ou volatilisables, acide phénique, créosote, eucalyptus et ses préparations, camphre, naphtaline, résorcine, acide fluorhydrique, etc.

MODE D'ADMINISTRATION ET DOSAGE. — 1° *Évaporation naturelle.* — On laisse le médicament s'évaporer à l'air libre : antisepsie par *évaporation naturelle.* On peut le laisser se répandre dans la chambre et l'imprégner, ou bien faire faire des séances de humage ou d'inhalations, le malade venant respirer les vapeurs antiseptiques à des intervalles réglés, toutes les heures, toutes les deux heures, comme on peut le prescrire avec la solution suivante :

> Acide phénique pur cristallisé..... 100 grammes.
> Eau........................... 700   —
> (CONSTANTIN PAUL.)

ou bien :

> Menthol...................... 20 grammes.
> Huile d'olive stérilisée......,.... 100   —
> (GARDNER, d'Édimbourg.)

Le patient inspire profondément toutes les 2 heures

H. GILLET. — Méd. Nouv.   2

à raison de XV gouttes à deux reprises par séance.

Créosote du hêtre	1 gramme.
Essence d'eucalyptus	20 grammes.
Essence de menthe ou de sauge	5 —
Menthol	2 —

X à XV gouttes à inhaler 3 ou 4 fois par jour.

Acide phénique cristallisée	1 gramme.
Créosote du hêtre	0.5 centigr.
Essence de menthe	5 grammes.
Essence d'eucalyptus	20 —

X gouttes, 3 ou 4 fois par jour.
En inhalations on a prescrit encore :

Eucalyptol	20 grammes.
Essence de térébenthine	20 —
Créosote	20 —
Iodoforme	50 centigr.
Éther	5 grammes.

ou :

Créosote	50 grammes.
Gaïacol	5 —

On a montré les propriétés antiseptiques du chloroforme, qu'on peut utiliser en inhalations, par exemple, sous la forme suivante :

Huile	100 grammes.
Chloroforme pur	1 —

A faire respirer dans un *appareil à inhalations*, plusieurs fois la journée. L'huile ne cède son chloroforme que lentement.

2° *Évaporation artificielle.* — On facilite l'évaporation par la chaleur en projetant le corps volatilisable sur une brique chaude, sur un porolithe, ou *évaporation artificielle*, ou dans une certaine quantité d'eau chaude, c'est la *fumigation*.

Le plus souvent on pratique des *vaporisations* ou des *pulvérisations*. L'humidification de l'atmosphère prend sa part dans le résultat thérapeutique en facilitant l'expectoration et en détachant les exsudats. (Variot.)

Voici quelques solutions recommandées :

Acide phénique...................	25 grammes.
Eau............................	975　—

ou :

Créosote........................	10 grammes.
Alcool	20　—
Eau............................	Q. S. pour 1 litre.

ou :

Acide thymique..................	5 grammes.
Acide phénique..................	20　—
Alcool....................,......	100　—
Eau distillée....................	875　—

(A. Sevestre.)

A mettre dans un pulvérisateur à vapeur, au besoin dans un pulvérisateur à main, et même faire simplement évapore· dans un plat de tôle émaillée placé sur un fourneau portatif ou une lampe à alcool.

Voici encore d'autres formules:

Acide phénique..................	280 grammes.
Acide salicylique.......	56　—
Acide benzoïque.................	112　—
Alcool pur.....................	468　—

(Hutinel.)

Une cuillerée à bouche toutes les 2 ou 3 heures dans des récipients d'eau bouillant sur un fourneau ou sur une lampe à alcool.

Résorcine......................	50 grammes.
Eau...........................	1 litre.

ou encore :

Essence de térébenthine..........	10 grammes.
Teinture d'eucalyptus.............	} 5 —
Acide phénique..................	
Alcool à 65°.....................	300 —
Eau distillée....................	680 —

(C. J. SMITH.)

ou :

Thymol........................	5 grammes.
Acide phénique.................	20 —
Alcool.........................	100 —
Eau distillée...................	875 —

(C. J. SMITH.)

encore :

Essence de Gaultheria (essence de Wintergreen)..................	5 grammes.
Alcool.........................	200 —
Eau............................	200 —

(GOSSELIN.)

Cette solution a été déjà préconisée par Gosselin dans le pansement des plaies. Elle possède une odeur agréable.

ou :

Teinture d'eucalyptus...........	} 10 grammes.
Acide phénique.................	
Essence de térébenthine.........	300 —
Alcool.........................	300 —
Eau.........	1000 —

(LEWENTANER, de Constantinople.)

On peut aussi faire des pulvérisations avec l'eau chloroformée au 5/1000 (Desprès), qui serait prophylactique de l'influenza.

On voit qu'on a une certaine latitude dans le choix des substances et des formules, que nous aurions pu multiplier encore. Nous avons surtout donné des types.

MODE D'ACTION. — Toutes ces substances volatiles ou volatilisables, mises en contact avec des cultures, en empêchent le développement. On en déduit qu'au sein des organes elles agissent dans ce sens.

INDICATIONS. — Les vaporisations, les inhalations antiseptiques trouvent leur indication non seulement dans les affections thoraciques, mais aussi dans celles des voies digestives et respiratoires supérieures qui se rencontrent sur leur passage.

On les prescrira dans les *angines*, même simples, mais à plus forte raison dans l'*angine diphtérique*, concuremment avec les gargarismes et les attouchements médicamenteux spéciaux.

La même indication se présente pour les affections du larynx et surtout pour celles qui sont de nature infectieuse, *diphtérie laryngée, tuberculose du larynx* avec ulcération et pus, *cancer ulcéré du larynx, syphilis*, etc.

On tentera, par les mêmes moyens, l'antisepsie dans les affections bronchiques ou pulmonaires : *bronchite fétide, gangrène des extrémités bronchiques, dilatation bronchique, tuberculose pulmonaire avec purulence, gangrène pulmonaire*, fistule pleuro-pulmonaire dans la *pleurésie purulente* (1).

Dans l'*influenza*, les pulvérisations antiseptiques, chloroformées par exemple (Desprès), auraient une réelle valeur prophylactique contre les complications pulmonaires.

B. **Médication interne ou par élimination pulmonaire.** — PRINCIPE DE LA MÉTHODE. — Au lieu de mettre immédiatement en contact le médicament avec la lésion, par suite même de la difficulté d'obtenir un contact rigoureux et complet, on a recours à l'absorption de

(1) Voy. *Injections intrapulmonaires*, p. 107. — *Injections intratrachéales*, p. 111. — *Instillations intratrachéales*, p. 138.

2.

certaines substances, qui s'éliminent en partie par le
poumon. L'antisepsie des alvéoles s'effectue à leur
niveau de dedans en dehors au lieu de dehors en
dedans. C'est ce qu'on faisait jadis avec les balsamiques, dont certains ont des propriétés antiseptiques indéniables.

NATURE DES MÉDICAMENTS ET DOSAGE. — A côté de
médicaments déjà très employés, comme le goudron,
la térébenthine et ses dérivés, la terpine, par exemple,
on a plus spécialement recommandé la *créosote*, les
préparations d'*eucalyptus*, l'*hyposulfite de soude*, l'*iodoforme*, l'*aristol*, etc.

La créosote se prescrit sous des formes diverses.
On doit en faire absorber environ un gramme par
24 heures. Le vin créosoté, l'huile de foie de morue
créosotée sont d'un emploi journalier.

On peut l'associer à d'autres substances également
utiles, comme dans les cachets suivants :

Phosphate de chaux ou glycérophos-phate......................	1 gramme.
Poudre de cachou ou tannin à l'alcool.	3 —
Créosote du hêtre.................	1 —

Pour 8 cachets. A prendre 2 le matin, 2 à midi,
2 l'après-midi, 2 le soir, aux repas ou avec un peu de
lait.

On a donné :

Gaïacol......................	2 grammes.
Alcool......................	20 —
Eau........................	180

(SALI.)

2 cuillerées à bouche après les repas.
ou :

Alcoolature d'eucalyptus.........	2gr,50
Julep gommeux.................	120 grammes.

Par cuillerées à bouche dans la journée, soit pur,
soit dans une infusion légère de thé ou de menthe.
De même :

Hyposulfite de soude	6	grammes.
Teinture d'eucalyptus	50	—
Sirop de térébenthine	60	—
Eau	60	—

Toutes les 2 heures une cuillerée à bouche dans un
peu de lait.

On a reconnu les propriétés bactéricides de la
menthe poivrée, qu'on peut administrer sous forme
d'alcoolat.

Il y a avantage à l'associer à la créosote, comme le
fait M. Michele dans la préparation suivante :

Créosote	8	grammes.
Alcool pur	560	—
Glycérine	150	—
Chloroforme	20	—
Essence de menthe	8	—

(MICHELE.)

Une cuillerée à bouche toutes les 3 heures dans du
lait.

Voici quelques préparations de *gaïacol* :

Gaïacol	$7^{gr},50$	
Teinture de quinquina	20	grammes.
Vin de Malaga	100	—

(BOURGET.)

Commencer par une cuillerée à bouche, à chaque
repas et aller jusqu'à 2 et 3 cuillerées à bouche, progressivement.

Lavements :

Gaïacol	2	grammes.
Huile d'amandes	20	—
Gomme arabique pulvérisée	10	—
Eau	950	—

Pour quatre lavements.

On peut remplacer par une préparation moins coû-
teuse :

Jaune d'œuf.....................	Un.
Huile d'olive....................	Une cuiller à bouche.
Gaïacol.........................	X gouttes.
Eau............................	1/4 de litre.

Pour un lavement à garder.

Gaïacol.........................	3 grammes.
Huile de foie de morue..........	200 —

Donner dans la journée de une à six cuillerées à
bouche.

Frictions. — On peut profiter de l'absorption des
substances dissoutes, dans les corps gras, pour administrer la créosote ou d'autres antiseptiques.

Créosote........................	20 grammes.
Huile de foie de morue..........	200 —

On fait une friction sur le thorax et l'on recouvre de
couvertures pour maintenir, dans une atmosphère
créosotée et faciliter l'absorption.

On a tenté de faire l'*antisepsie pulmonaire* par voie
interne au moyen d'autres substances encore.

Le *tannin* possède aussi une certaine valeur comme
antiseptique et il donne de bons résultats dans la
tuberculose (Raymond et Arthaud); mais il faut en
faire absorber 2 grammes et plus par jour. C'est dans
ce sens qu'agissent les sirops iodotanniques, le
cachou, qui contient environ moitié tannin.

C'est ainsi qu'on a prescrit à hautes doses, jusqu'à
10 grammes dans les 24 heures, en limonade, en
sirop, en potion, l'*acide borique* (Gaucher).

Plus récemment, on a mis à contribution le pouvoir antizymotique d'un composé chimique très

anciennement connu, mais introduit depuis peu dans
la thérapeutique, le *fluorure de sodium*, à la dose de
5 milligrammes et même plus, chez l'enfant (Bour-
geois, de Tourcoing), de 10 à 50 centigrammes chez
l'adulte.

Le *chloroforme* possède une certaine valeur comme
antiseptique pulmonaire.

Chloroforme pur...............	4 à 10 grammes.
Huile de foie de morue........	1 litre.

(DESPREZ.)

Deux cuillerées à bouche par jour, au moment des
repas.

Au congrès médical de Bordeaux (1895) M. Crocq,
père (de Bruxelles) a montré les avantages qu'on
peut retirer du *nitrate d'argent*, dans la tuberculose
pulmonaire.

Il aurait comme effet d'activer la nutrition, de
diminuer l'expectoration et la congestion pulmonaire.

Le nitrate d'argent agit de plus favorablement sur
la muqueuse de l'estomac dont il excite la sécrétion
au contraire de la plupart des autres médicaments.

INDICATIONS. — L'antisepsie pulmonaire par voie
interne est indiquée dans la *tuberculose pulmonaire*,
la *gangrène pulmonaire*, les *abcès du poumon*, la pneumonie avec *hépatisation grise*, la *dilatation bronchique*,
la *bronchite fétide*, la *gangrène des extrémités bronchiques*, la *pleurésie purulente ou gangreneuse*, avec ou
sans fistule pleuro-pulmonaire, dans la *diphtérie*, dans
la *coqueluche*.

Tantôt on fait agir la méthode dans un but curatif,
tantôt dans une idée de prophylaxie (1).

Antisepsie stomacale. — PRINCIPE DE LA MÉTHODE. —

(1) Voy. *Injections sous-cutanées antiseptiques*, p. 116. — *Méthode
de Burlureaux*, p. 131.

Aller porter les agents antiseptiques au contact même
de la muqueuse gastrique, telle est l'idée directrice
de l'antisepsie stomacale. On y parvient par deux
procédés différents. Tantôt on prescrit une substance
qu'on laisse absorber, tantôt on se contente du contact et on retire l'antiseptique. Dans le premier cas,
on rentre dans la *médication interne ;* dans le second,
on utilise le *lavage de l'estomac.* (Voy. p. 155.)

A. **Par médication interne.** —Principe de la méthode.
— Choisir des substances :

1º capables de faire l'antisepsie par leur présence
dans l'estomac;

2º incapables d'amener, à la dose nécessaire, des
phénomènes d'intoxication :

tel est le problème à résoudre.

On n'a peut-être pas jusqu'ici, mis assez de soin à
distinguer les antiseptiques spéciaux à telle ou telle
des fermentations anormales qui peuvent se produire
dans l'estomac.

Tantôt il se développe dans l'organe malade, à la
place des modifications physiologiques subies par les
substances alimentaires et à la place de l'acide chlorhydrique normal, soit de l'acide lactique, soit de
l'acide acétique, soit de l'acide butyrique, soit une
série de produits putrides. A chacune de ces digestions
pathologiques, on a opposé une thérapeutique dirigée
dans deux sens différents : 1º on a neutralisé par des
alcalins l'acidité de genre défectueux ; 2º on a institué
des régimes spéciaux pour telle ou telle catégorie de
dyspepsies.

On a, jusqu'ici, moins fait de distinction lorsqu'on
a appliqué l'antisepsie.

Dans les hypochlorhydries, on a repris le traitement
par l'acide chlorhydrique, avec cette notion en plus
de la valeur antiseptique de cet acide.

Dans ce but, on a donné les solutions suivantes :

Acide chlorhydrique pur..... de 1 à 4 grammes.
Eau distillée.................. Q. S. pour 1 litre.

On fait prendre cette solution par cuillerée à bouche, ou même par petit verre, soit pure, soit dans l'eau chloroformée.

Dans les autres genres de dyspepsie on a recours à des solutions antiseptiques comme les suivantes :

Eau chloroformée, saturée, dédoublée au besoin ou même pure, à 2 grammes de chloroforme par litre.

On a aussi employé l'eau sulfocarbonée (Dujardin-Beaumetz) :

Sulfure de carbone chimiquement pur.   10 grammes.
Eau.............................. 500   —

dans un flacon noir de 750 grammes.

Décanter et ajouter quantité égale d'eau.

Doses. — De 6 à 20 cuillerées à bouche par jour (Sapelier), dans de la limonade vineuse, du lait, à raison d'une demi à une cuillerée à bouche, pour un demi-verre de véhicule.

Ou bien

Sulfure de carbone chimiquement pur.   25 grammes.
Essence de menthe...... ....   L gouttes.
Eau..............................   400 grammes,
(Dujardin-Beaumetz.)

dans un flacon de 500 grammes.

On a encore recommandé :

Menthol......................   1 gramme.
Alcool.......................   16 grammes.
Eau..........................   984   —
(Sabbatain.)

On peut aussi prescrire l'*eau naphtolée* à 20 centi-grammes par litre, bien clarifiée, sans cela les globules en suspension dans le liquide produisent de petites escarres.

On peut prescrire :

Chloroforme.....................	1 gramme.	
Alcool.:......................	8 grammes.	
Acétate d'ammoniaque............	10	—
Eau...........................	110	—
Sirop de morphine..............	60	—

(DESPREZ.)

Par cuillerées à bouche, toutes les demi-heures.
ou :

Julep gommeux.................	200 grammes.	
Alcool........................	10	—
Chloroforme...................	1	—

(HUCHARD.)

Une cuillerée à bouche, une heure avant et après le repas.

Voici les différentes formules données par M. Huchard pour la prescription de l'eau chloroformée :

Eau chloroformée saturée........	} 150 grammes.	
Eau distillée.............		

Eau chloroformée saturée........	150	—
Eau de fleurs d'oranger.........	50	—
Eau distillée..................	100	—

Eau chloroformée saturée........	150	—
Teinture de badiane............	5	—
Eau distillée..................	145	—

Eau chloroformée saturée........	150	—
Eau de menthe................	30	—
Eau distillée..................	120	—

Une cuillerée à dessert, avant le repas.

On peut y ajouter de la teinture de gentiane ou de colombo, si les amers sont indiqués.

On peut associer le menthol au chloroforme, dans les formules suivantes, dont je me trouve satisfait :

Eau chloroformée saturée........... 1 litre.
Menthol........................ 20 centigr.

On peut aussi préparer une solution mère :

Chloroforme chimiquement pur...... 20 grammes.
Menthol......................... 2   —

On a ainsi de quoi faire 20 litres d'eau chloroformée mentholée, à raison de 1^{gr},20 pour un litre d'eau.

Comme avec les autres préparations d'eau chloroformée, on peut dédoubler la préparation avec de l'eau.

Ne se servir que de solutions limpides.

Doses. — Par cuillerée à dessert, à bouche et même par verre à liqueur avant les repas, ou en lavages un peu plus diluée.

Mode d'action. — Qu'on emploie l'acide chlorhydrique, ou toute autre substance, eau chloroformée, eau mentholée, etc., on arrête les fermentations bactériennes.

Les *fluorures* auraient la propriété d'arrêter la vie microbienne, tandis que persisterait l'activité des ferments digestifs.

Effets. — Sous l'influence des antiseptiques, on voit rétrocéder les symptômes gastriques; la toxicité urinaire et stercorale diminue.

Indications. — Les antiseptiques gastriques sont indiqués dans toutes les *dyspesies,* dans la *dilatation de l'estomac,* principalement avec fermentation putride, dans l'*indigestion,* l'*ulcère de l'estomac,* l'*infection gastro-intestinale des nourrissons,* le *choléra nostras,* le *choléra indien.*

B. **Lavage** de l'estomac (p. 155).

Antisepsie intestinale. — Principe de la méthode. — Les phénomènes de fermentations diverses qui se passent dans l'intestin aboutissent, même avec un fonctionnement normal, à la production de poisons de nature diverse. A l'état physiologique de l'intestin et de l'estomac, les reins, d'une part, ont la charge d'éliminer ces substances nocives, le foie, d'autre part, celle de les détruire ; mais l'état pathologique peut, par trois mécanismes, amener la surcharge toxique, soit que la production des toxines dans l'intestin excède leur élimination et leur destruction, soit que le foie, soit que les reins tombent en état d'insuffisance et n'assurent plus la dépuration.

Pour remédier à la toxhémie envahissante on a songé à diminuer le plus possible la quantité des toxines ou tout au moins d'empêcher leur absorption et de faciliter leur évacuation. Le simple purgatif agit dans ce sens, de même le végétarisme (p. 251).

L'antisepsie est venue attaquer la cause même de l'intoxication, le microbe fauteur de toxines.

NATURE DES MÉDICAMENTS. — Pour pratiquer l'antisepsie intestinale on s'adresse à des antiseptiques qui doivent réunir certaines qualités.

Il faut que leur toxicité, à la dose nécessaire, reste minime, il faut qu'ils pénètrent dans l'intestin et qu'ils ne soient pas absorbés dès l'estomac.

Pour remplir cette dernière condition, on a besoin de composés soit peu solubles, comme le naphtol, soit seulement décomposables dans l'intestin. C'est le cas du *salol* que le suc pancréatique dédouble en acide salicylique et acide phénique, petit à petit ; de la sorte la dose d'acide phénique contenue dans le salol peut être plus considérable que lorsqu'on a recours à l'acide phénique seul.

MODE D'ACTION. — Les antiseptiques peu solubles ont l'avantage d'être véhiculés dans tout l'intestin qu'ils tapissent d'une couche mince qui cède peu à peu son principe actif.

Le benzonaphtol agit de même. Dans l'intestin, le

naphtol et l'acide benzoïque se séparent, le naphtol accomplit son rôle d'antiseptique peu soluble. L'acide benzoïque aide à l'élimination des toxines par la propriété qu'il a de former avec eux des corps amidés. Avec le glycocolle, qui entre dans la constitution de tant de composés organiques, il forme de l'acide hippurique.

On a reproché à l'antisepsie intestinale, ou tout au moins aux procédés actuellement en usage, de ne remplir que très imparfaitement leur rôle et de laisser encore pulluler les microbes (Furbinger).

EFFETS. — Malgré tout, les résultats obtenus plaident pour la méthode. On n'obtient pas seulement la désodorisation des selles, mais aussi leur moindre toxicité, ainsi que celle des urines. L'état général se montre meilleur.

On doit toujours recourir aux doses fortes et répétées. Ce qui est sans danger avec les substances actuellement employées comme le benzo-naphtol.

MODE D'ADMINISTRATION. — Les diverses substances employées à l'antisepsie intestinale, que nous avons mentionnées, s'administrent *à l'intérieur* sous les formes pharmaceutiques habituelles, juleps, potions, cachets, pilules.

On peut aussi faire l'antisepsie de l'intestin, par la *voie rectale;* dans ce procédé, grands lavements ou lavages, douches ascendantes (Voy. p. 87), on n'atteint guère que le gros intestin, l'instestin grêle échappe à l'action antiseptique.

Une nouvelle méthode, l'*entéroclyse* (Cattani, Lesage), permet de franchir la valvule iléo-cæcale et de laver par la voie rectale jusqu'à l'estomac (Voy. p. 152).

Lorsqu'on pratique l'antisepsie intestinale, par suite du choix des substances, on peut ne faire que l'antisepsie simple ou bien chercher à la fois l'antisepsie et la purgation, c'est l'*antisepsie intestinale éva-*

cuante, ou bien encore l'on peut vouloir, à l'antisepsie, joindre un effet anticathartique, c'est l'*antisepsie* anticathartique ou *astringente*.

A. Antisepsie intestinale simple. — NATURE DES MÉDI-CAMENTS. — MODE D'ADMINISTRATION. — DOSES. — Lorsqu'on n'a d'autre but que de pratiquer l'antisepsie intestinale, sans purger, comme sans action anticathartique, on s'adresse surtout aux composés naphtolés.

Un des premiers mis en usage a été le *naphtol* β; on a conseillé de lui substituer le *naphtol* α, d'une toxicité bien moindre.

Le naphtol en nature peut se prescrire soit en suspension dans un julep :

Naphtol α......................... 1 gramme.
Julep gommeux.................... 120 grammes.

dans la journée, par cuillerée à bouche dans du lait ou une infusion ;
Soit en cachets :

Naphtol α......................... 1 gramme.

Pour 4 cachets, à prendre dans la journée : un le matin, un à midi, un l'après-midi, un le soir.

A côté du naphtol β ou α en nature, dont le goût et l'odeur, mais encore plus l'action caustique, constituent les désagréments, avec la possibilité de cataracte, se placent des composés bien préférables comme le *betol* ou salicylate de naphtol et surtout le *benzonaphtol* ou benzoate de naphtol, corps peu soluble, sans odeur ni saveur, et d'un grand usage actuel. Un mélange de benzoate de sodium et de naphtol ne peut lui être substitué.

On peut l'enrober dans un peu de confiture, un peu de miel, le mettre en suspension dans du lait. Il est accepté parfaitement, surtout par les enfants.

Voici une potion, très agréable, facile à administrer aux plus indociles, dont je recommande l'usage dans les infections gastro-intestinales des enfants :

Benzo-naphtol (1 à 2 seulement chez l'enfant).	3 grammes.
Eau chloroformée saturée..................	60 —
Sirop de menthe poivrée..................	60 —

A donner dans la journée par cuillerées à bouche, toutes les 2 heures environ, soit pure, soit dans du lait ou du thé léger et tiède seulement.

Chez les adultes, la forme la plus simple est le cachet.

Il ne faut pas oublier que, même à l'état sec, en cachets, il y a *incompatibilité* avec les camphres, camphre ordinaire, menthol : comme pour les phénols, avec les bromhydrates, le bromhydrate de quinine, il y a formation avec le premier de naphtol camphré, naphtol mentholé de consistance sirupeuse ; avec les bromhydrates, il y a liquéfaction partielle, combinaison et naissance de bromonaphtols, corps toxiques.

L'emploi de l'*acide lactique*, un peu spécial, est surtout réservé aux jeunes enfants, dans les intoxications gastro-intestinales. On l'a même injecté dans l'intestin lui-même (Lesage) (p. 111).

Chez le nourrisson, on fait administrer en totalité, dans les 24 heures, la solution suivante :

Acide lactique....................	2 grammes.
Eau...........................	98 —
	(HAYEM.)

ou bien la potion :

Acide lactique....................	2 grammes.
Sirop simple ou sirop de menthe....	98 —

C'est le titre de la solution maxima, 2 p. 100. On donne l'acide lactique à 2 p. 100 par cuillerée à café, dix minutes après chaque tétée et même plus souvent,. toutes les demi-heures ou coup sur coup, s'il y a urgence.

INDICATIONS. — L'acide lactique s'emploie principalement dans les *infections gastro-intestinales* chez les enfants. Dans les *choléras indien* et *nostras*, il paraît aussi indiqué, surtout dans le dernier.

B. **Antisepsie intestinale évacuante.** — PRINCIPE DE LA MÉTHODE. — Sans cesser de faire l'antisepsie intestinale, on peut, par le choix des antiseptiques employés, produire en même temps la purgation.

Ces deux actions, antisepsie et évacuation, s'associent pour le même but : nettoyer le tube digestif. On remplit deux indications d'un coup.

NATURE DES MÉDICAMENTS. — Cette pratique peut user de moyens différents. Tantôt on mélange un antiseptique et un purgatif, tantôt on prescrit un sel purgatif antiseptique :

Benzo-naphtol................... 2gr,50
Scammonée.................... 30 centigr.

Pour 6 cachets, à prendre dans la journée, deux le matin, deux à midi, deux le soir, après le repas.

Podophyllin..................... 5 centigr.
Bétol ou benzonaphtol........... 2gr,50
Savon médicinal .... 20 centigr.
Essence de menthe poivrée........ II gouttes.

Pour 15 pilules à prendre dans la journée, 5 le matin, 5 à midi, 5 le soir, après le repas.

On peut varier à l'infini la nature du purgatif qu'on fait accompagner l'antiseptique intestinal.

Au premier rang des purgatifs antiseptiques, et par ordre d'ancienneté, vient le *calomel*. C'est un médicament vieux comme la médecine, mais dont on ne pouvait jadis connaître le pouvoir antiseptique puisqu'on ignorait l'antisepsie.

Outre son effet purgatif en tant que calomel, il possède une grande valeur antiseptique par la transformation minime et lente en sublimé qu'il subit au contact des chlorures alcalins.

On doit recommander, pour ne pas exagérer cette transformation en sublimé qui pourrait devenir dangereuse, de ne rien prendre de salé ni d'acide pendant la purgation.

Parmi les substances nouvellement introduites dans la thérapeutique, il convient de signaler le *salicylate de magnésie*, comme purgatif antiseptique. Il est aussi antipyrétique, comme du reste la plupart des antiseptiques.

Doses. — Le salicylate de magnésie se prescrit à la dose de 3 à 6 grammes par jour, soit en potion, soit en cachets.

Lavements antiseptiques. — Principe de la méthode. — L'antisepsie intestinale évacuante peut s'obtenir aussi d'autre façon que par la voie buccale :

Les *lavements* peuvent porter directement les médicaments dans l'intestin. Toutefois les lavements limitent leur action au gros intestin. On est parvenu, dans ces derniers temps, à faire l'irrigation de tout l'intestin (Voy. *Entéroclyse*, p. 152).

Du reste il y a avantage à combiner les lavages et l'administration buccale : on prend ainsi le tube digestif entre deux feux.

Nature des médicaments, doses. — Voici les solutions les plus usités :

Acide borique cristallisé..........	40 grammes.
Eau bouillante...................	1 litre.
Borax.........................	10 grammes.
Eau chaude....................	1 litre.

Naphtol β	20 centigr.
Eau bouillie	1 litre.

On peut associer le naphtol et l'acide borique.

Naphtol β ou mieux α	1 gramme.
Acide borique	30 grammes.
Eau bouillie	1 litre.

MODE D'ADMINISTRATION. — Pour ces lavements, on ne se contente pas de la canule habituelle, mais on introduit dans le gros intestin une sonde molle en caoutchouc jusque dans le côlon transverse.

On fait plutôt des lavages sous faible pression, avec un simple récipient suspendu, de préférence à l'irrigateur.

C. **Antisepsie intestinale astringente.** — PRINCIPE DE LA MÉTHODE. — On veut à la fois faire l'antisepsie du canal intestinal, mais aussi modérer ou arrêter la diarrhée existante.

NATURE DES MÉDICAMENTS, DOSES. — Dans ce cas, au lieu d'employer les antiseptiques intestinaux indifférents, les antiseptiques évacuants étant contre-indiqués, on a à sa disposition, comme pour la méthode antiseptique évacuante, deux moyens : l'association d'un antiseptique intestinal simple et d'un anticathartique, ou l'usage de composés à la fois antiseptiques et astringents.

On peut, dans le premier procédé, reprendre les anciennes formules avec le bismuth, le cachou, le ratanhia, l'opium, etc., et y adjoindre une certaine quantité de bétol, de benzonaphtol.

Du reste le sous-nitrate de bismuth possède lui-même une certaine valeur antiseptique :

Sous-nitrate de bismuth		
Benzonaphtol	}	120 grammes.
Julep gommeux		

Par cuillerées à bouche dans les 24 heures.

Sirop de cachou....................	40 grammes.
Sirop de ratanhia.................	40 —
Benzonaphtol......................	3 —
Eau de menthe....................	37 —

A donner dans les 24 heures par cuillerées à bouche, toutes les heures et demie, soit pure, soit dans du
thé au rhum, soit dans de la tisane de roses de
Provins.

Benzonaphtol......................	
Poudre de quinquina rouge........	3 grammes.
Poudre de ratanhia...............	

En 18 cachets, à prendre trois cachets, toutes les
deux heures.

Le *tannin* constituerait un des meilleurs antiseptiques intestinaux (Backiewicez).

On donne par la bouche de 20 à 30 centigrammes,
répétés 2 ou 3 fois la journée, soit en cachets, ou
bien en lavement 4 grammes de tannin dans un
peu d'eau.

On a proposé, sous le nom de *dermatol*, le gallate
de bismuth, en suspension dans un julep, ou bien en
cachets.

Si l'on a recours à des composés à la fois antiseptiques et astringents, on peut formuler les prescriptions suivantes :

Salicylate de bismuth............	
Craie préparée..................	10 grammes.
Bicarbonate de soude............	

En trente cachets.
Ou bien :

Salicylate de bismuth............	
Naphtol α ou mieux benzonaphtol...	10 grammes.
Charbon végétal.................	

En trente cachets.

Ces deux préparations s'ordonnent à la même dose, un à 2 cachets à chaque repas, ou bien, lorsque la diarrhée est abondante, en plus forte proportion jusqu'à concurrence de 10 et même 12 par jour, par fractions de 2 ou de 3 cachets à la fois.

On a récemment proposé un nouvel antiseptique intestinal et anticathartique, le *naphtol-bismuth* ou *naphtolate de bismuth*, corps défini, sous forme de poudre grisàtre, à la dose de 2 à 3 grammes pour un enfant de 1 mois, de 3 et 5 après (Chaumier).

Sirop de coing................	200 grammes.
Naphtol-bismuth	4 à 10 —

(ED. CHAUMIER.)

par cuillerées en 2 jours.

ACTION. — L'antisepsie intestinale peut agir de deux façons :

1° Elle empêche la pullulation bactérienne, parfois l'annihile, parfois la gêne seulement;

2° Elle neutralise les toxines.

EFFETS. — L'emploi des antiseptiques intestinaux domine la toxicité des matières fécales et la toxicité urinaire, malgré l'élimination du médicament. De l'antisepsie effectuée découlent l'abaissement de la fièvre, la sédation des principaux phénomènes, cérébraux, cardiavasculaires, etc.

INDICATIONS DE L'ANTISEPSIE INTESTINALE. — Multiples sont les indications de l'antisepsie intestinale. L'application de la méthode excède de beaucoup les bornes de la pathologie intestinale par cette raison qu'on a très souvent intérêt à restreindre l'appoint des toxines fournies par l'intestin. C'est ainsi que l'antisepsie est de mise dans l'*anémie* et dans la *chlorose* si souvent liées à la *constipation habituelle*, dans le *diabète*, dans les *affections cardiaques*, maladies valvulaires, l'*artério-sclérose*, les *dyspepsies* diverses, la *dilatation de l'estomac*, la *dysenterie*, le *choléra*, dans l'*entérite*, la *gastro-entérite*, dans les *ulcérations intestinales*, dans la *tuberculose intestinale*, dans l'*in-fection gastro-intestinale* des nourrissons, la *fièvre typhoïde*, les *néphrites*, les *typhlites*, l'*appendicite*, la *furonculose* (Bouchard), les *abcès de foie et des voies biliaires*, etc. Dans les inflammations du cæcum et de son diverticule, on pratique d'abord l'atisepsie simple ; on n'a recours à l'antisepsie évacuante que dans le début des cas très légers et avec prudence, ou à la fin, quand on a l'assurance qu'il n'y a plus d'accident de perforation à redouter.

Antisepsie médicale des voies urinaires. — Prin-cipe de la méthode. — Tandis que, dans la chirurgie des voies urinaires, on fait l'antisepsie vésicale par l'injection de liquide antiseptique, on vise, par l'anti-sepsie médicale, à antisepsier toutes les voies uri-naires, rein, bassinet, uretère, vessie et même urètre, à l'aide de l'urine elle-même chargée de principes médicamenteux.

Nature des médicaments. — Les agents les plus employés à cet usage sont le *salol*, le *biborate de soude ;* les balsamiques, et en particulier la térébenthine, possèdent de même une certaine action antiseptique.

Mode d'administration. — Ce n'est guère qu'en boisson que sont employés les antiseptiques destinés aux voies urinaires. Du reste, on ne peut guère atteindre que de cette facon les voies urinaires supé-rieures, le rein et le bassinet. Il faut de même pres-crire des boissons abondantes, dont on obtient un véritable lavage.

Doses. — Le salol et le borax se prescrivent à l'in-térieur à la dose de 3 grammes dans les vingt-quatre heures pour un adulte, le benzoate de soude de même.

Mode d'action. — Absorbés au niveau de l'estomac

et de l'intestin, les antiseptiques s'éliminent par l'urine qui, antiseptisée, baigne les canaux excréteurs.

EFFETS. — Sous l'influence des antiseptiques, les sécrétions pathologiques se tarissent, le pus diminue ou disparaît.

INDICATIONS. — Les affections suppuratives des voies urinaires, du rein à la vessie, réclament l'emploi des antiseptiques, *néphrite, abcès du rein, abcès périnéphrétiques, lithiase rénale, pyélite, pyélonéphrite, uretérite, cystite, lithiase vésicale, blennorrhagie* (Drey-fous), *prostatite.*

Le plus souvent on combinera les lavages vésicaux et urétraux ou procédés chirurgicaux avec l'anti-sepsie médicale.

Antisepsie de la peau. — PRINCIPE DE LA MÉTHODE. — Exposée aux souillures ambiantes, la peau sert d'habitat à une foule de microorganismes, aux staphylocoques en grand nombre, à des champignons parasites : il est logique de chercher à la priver de germes pathogènes et autres.

La peau compte parmi les portes d'entrée importantes des infections ; c'est faire œuvre prophylactique individuelle que de l'empêcher de remplir ce rôle. Dans les maladies éruptives, les exfoliations cutanées servant de porte-contage, on peut par l'antisepsie entreprendre la prophylaxie sociale.

NATURE DES AGENTS MÉDICAMENTEUX. — Les agents qui pourraient servir à l'antisepsie de la peau comprennent une assez grande quantité de substances ; tous les antiseptiques peuvent concourir à ce but.

Toutefois, il faut éviter les antiseptiques toxiques à faibles doses, sublimé, l'acide phénique, en particulier, lorsqu'il y a des excoriations cutanées.

Le plus souvent on n'arrive au résultat qu'après une série de lavages, comme pour l'antisepsie des mains ou d'une région opératoire dans les préliminaires d'une intervention, injection sous-cutanée, trachéotomie, thoracentèse, saignée, etc.

TECHNIQUE. — Voici les procédés usités en pareils cas, soit pour l'antisepsie de la surface cutanée, soit pour l'asepsie et l'antisepsie des mains, soit pour l'antisepsie du champ opératoire. Ils pourront servir de guide dans toutes les circonstances, sans qu'il y ait autre chose que quelques détails à changer, selon les cas.

A. Antisepsie de la surface cutanée. — *Bains antiseptiques* : Pour pratiquer l'antisepsie de la surface cutanée, on peut composer des bains avec les principaux antiseptiques ; les bains antiseptiques d'emploi courant sont :

Le bain savonneux au savon mou de potasse ;

Le bain à l'acide borique à 5 p. 100 ;

Le bain au sublimé, qui est le plus actif, mais qu'il ne faut ordonner que chez des sujets à peau intacte. Il ne faut pas mettre plus de 2 grammes par bain chez les jeunes enfants.

A l'hospice des Enfants Assistés, M. Hutinel prescrit le mélange suivant :

Liqueur de Van Swieten................	1 litre.
Eau commune tiède...................	14 litres.

Pour un bain à donner dans une baignoire émaillée ou en bois.

Savonnages et frictions. — Lorsque des conditions matérielles empêcheront l'administration des bains, il faudra au moins exiger un grand savonnage, des pieds à la tête, au savon noir et à l'eau tiède, et une friction de la surface cutanée avec une solution antiseptique.

Onctions. — A côté des bains, et concurremment à

ceux-ci, l'antisepsie cutanée s'obtient par des onctions pratiquées au moyen de pommades diverses, dont les plus simples sont les suivantes :

Vaseline blanche...................	20 grammes.
Acide borique finement pulvérisé...	1 —

ou encore :

Vaseline blanche...................	20 grammes.
Acide borique.....................	1 —
Menthol..........................	0.50 centigr,

Ou encore la vaseline phéniquée au dixième ou sublimée à 0,10 p. 100.

INDICATIONS. — Dans les *fièvres éruptives*, les bains antiseptiques ont leur utilité, pendant la maladie pour entraver les infections d'origine cutanée, et après la guérison pour empêcher la diffusion de l'affection épidémique ; ils concourent à la *prophylaxie*. On les ordonnera dans toutes les *pyodermies*, dans la *furonculose*, les *ecthyma*, l'*érysipèle*, la *fièvre typhoïde*, la *rougeole*, la *scarlatine*, la *variole*, la *varicelle*, la *syphilis*, etc.

B. **Asepsie et antisepsie des mains.** — PRINCIPE DE LA MÉTHODE. — Dominé par la notion des infections à porte d'entrée cutanée, le médecin ne doit rien négliger pour éviter de servir lui-même ou ses aides de porte-contage.

A l'exemple des accoucheurs et des chirurgiens, le médecin, avant de commencer la moindre intervention, assurera l'asepsie et encore mieux l'antisepsie de ses mains. Il y mettra d'autant plus de soins qu'il aura pu dans la journée visiter des malades atteints d'accidents septiques, quelque atténués qu'ils soient.

La génération médicale actuelle est assez pénétrée

de l'importance des pratiques antiseptiques pour qu'on n'ait pas à recommander de n'apporter aucune négligence dans ces détails. On ne transige pas avec l'antisepsie, on la fait ou on ne la fait pas ; il n'y a pas de milieu ; faire semblant de la faire est beaucoup plus dangereux que de ne la pas faire du tout ; car, ne la faisant pas, on sait qu'on court à des accidents dont on se croit à l'abri lorsqu'on se leurre par des demi-mesures.

TECHNIQUE. — L'asepsie s'obtiendra mécaniquement par un *savonnage* abondant à l'eau chaude, préalablement bouillie ; si l'on craint avoir besoin de plus de rigueur, on pourra user même d'agents antiseptiques dès ce moment.

Dans le *brossage énergique* qui accompagne le lavage au savon, on n'oubliera aucun pli de la peau des mains, on passera et repassera dans la rainure des ongles, dans leur sertissure. Les mêmes soins s'étendront aux poignets et aux avant-bras.

Après ce nettoyage préalable, on s'essuiera les mains à un linge bien propre, à une compresse bouillie ou antiseptique, ou l'on se contentera d'un simple égouttage, en cas de doute sur l'objet qui devrait servir à essuyer.

Cette première partie, ou asepsie, effectuée, on plongera les extrémités dans une solution de permanganate de potasse à 2 grammes pour 1000 et on les frottera avec ce liquide, qui leur communique une teinte brune et une odeur de chien mouillé.

Quelques gouttes de bisulfite de soude ou d'acide chlorhydrique dans de l'eau bouillie feront disparaître toute coloration et toute odeur.

On peut supprimer le passage dans le permanganate et pratiquer, au besoin, un lavage à l'alcool à 80° ou 90°, lorsqu'on a les mains peu septiques.

Pour terminer cette toilette, qui ne saurait être trop

minutieuse, on fera subir aux mains un dernier lavage dans une solution acide de sublimé à 1 gramme pour 1000. On frottera, on massera les mains dans la cuvette de façon à permettre au liquide de bien pénétrer partout. Après cela, on égouttera les mains, mais on ne les essuiera pas avec quoi que ce soit.

L'asepsie peut s'obtenir en tout lieu, en peu de temps et à peu de frais : il suffit d'avoir du feu et de l'eau. Le médecin doit toujours être en mesure de faire l'antisepsie. Une solution concentrée d'acide phénique ou de sublimé doit toujours faire partie du bagage que le médecin porte partout avec lui.

Pour l'acide phénique :

Acide phénique cristallisé.......... 50 grammes.
Glycérine ou alcool.............. 50   —

Pour le sublimé, on a une préparation très commode dans les paquets que M. Budin a proposés à l'usage des sages-femmes :

Sublimé......................... 25 centigr.
Acide tartrique................... 1 gramme.
Solution alcoolique de carmin d'in-
  digo......................... 1 goutte.

ou toute formule analogue, contenant une dose plus élevée de sublimé par exemple.

Il y a même dans le commerce des produits faciles à transporter avec soi.

C. **Antisepsie du cuir chevelu.** — De toute la surface cutanée, le cuir chevelu exige le plus les soins d'antisepsie, soit comme moyen prophylactique, contre les parasites divers, soit comme méthode de traitement dirigée contre les maladies de cette région.

Dans ce but on peut avoir recours à des préparations antiseptiques diverses, en particulier aux
lotions au sublimé au millième ou à des préparations à base de sels mercuriels, comme les suivantes :

1° Alcoolat de lavande.........) āā 150 grammes.
    Alcoolat de Fioraventi......)
    Salicylate de mercure....... 0,03 à 0,05 centigr.

2° Sublimé........................ 1 gramme.
    Biiodure d'hydrargyre........... 0ᵍʳ,10
    Teinture de savon............... 60 grammes.

Faites dissoudre et ajoutez :

    Teinture de benjoin................ 5 grammes.

puis :

    Eau distillée............ Q. S. pour 500 centigr.

                                        (L. Butte.)

ou bien la lotion mixte de Quinquaud :

    Biiodure de mercure................ 0ᵍʳ,15
    Bichlorure de mercure.............. 1 gramme.
    Alcool à 90°....................... 50   —

Faites dissoudre et ajoutez :

    Eau distillée.................... 250 grammes.

On fait en général précéder ces lotions d'un savonnage soit au savon noir, soit avec une teinture savon-
neuse (saponaire, bois de Panama, etc.).
On lotionne ensuite en frottant à la racine des
cheveux sur la peau même du cuir chevelu.
On fait souvent suivre la lotion d'une application
de pommade ou de cosmétiques antiseptiques comme
les suivants :

    Axonge benzoïnée................ 20 grammes.
    Calomel à la vapeur.............. 1   —

Axonge benzoïnée................. 30 grammes.
Oxyde jaune de mercure.......... 1 　—

Axonge benzoïnée................. 50 grammes..
Acide salicylique................. 1 　—

ou le cosmétique au sulfate de cuivre de M. E. Besnier :

Cosmétique des coiffeurs .... 20 grammes.
Sulfate de cuivre................. 1 　—

D. **Antisepsie du champ opératoire.** — Avant toute intervention, on doit assurer l'antisepsie du champ opératoire.

A cet effet, la peau de la région est savonnée fortement à l'eau chaude, avec du savon ordinaire et de l'eau chaude ordinaire, et préférablement avec un savon antiseptique, au naphtol, à l'acide salicylique, et de l'eau boriquée, si le temps et les conditions spéciales de milieu ont permis de faire ces préparatifs.

Après ce premier savonnage, on essuie avec un linge scrupuleusement propre ou mieux avec une compresse bouillie ou antiseptique ou bien avec de l'ouate hydrophile également aseptique ou antiseptique. On fera disparaître toute trace de savon en passant sur la peau à plusieurs reprises des tampons d'ouate hydrophile imbibés d'alcool à 80° ou à 90°.

On pratique ensuite l'antisepsie de la région à l'aide d'un lavage avec frictions rudes, fait avec une solution antiseptique. Celles qu'on peut recommander à cet usage sont les suivantes :

Le sublimé au millième avec addition d'acide tartrique, l'acide phénique au vingtième avec addition suffisante de glycérine pour supprimer la causticité même pour la peau délicate de l'enfant.

Acide phénique cristallisé......... 50 grammes.
Glycérine...................... 100 　—
Eau bouillie................... 850 　—
et même une plus forte proportion de glycérine.

On se sert pour ce lavage de compresses de tarlatane ou de carrés d'ouate hydrophile imbibés de la solution antiseptique et qu'on jette au fur et à mesure ; la dernière compresse ou le dernier carré reste en place pour maintenir l'antisepsie obtenue, on ne l'enlève qu'au début de l'opération.

Antitoxine. — Sérum antidiphtérique (p. 198).

Antivenin. — Principe de la méthode. — L'immunité envers les morsures de serpents s'obtiendrait par l'emploi du sang de l'animal dangereux. Ce serait le moyen même par lequel chaque reptile venimeux est préservé contre sa propre morsure ou celle des congénères.

Nature de l'agent thérapeutique. — On utilise le sang du serpent en nature ou seulement son sérum.

Mode d'administration. — L'injection sous-cutanée est le mode d'emploi préféré (Fraser).

Toutefois la friction sur la peau de l'homme avec la peau d'un serpent récemment tué serait suffisante à protéger contre les accidents, d'après les faits recueillis aux Indes orientales (Stokvis).

Dose. — A. *Prophylactique.* — On injecte des doses fractionnées.

B. *Curative.* — 20 centimètres cubes autour de la morsure après ligature du membre.

Action. — Il y aurait plutôt action chimique que physiologique.

Effets. — A. *Locaux.* — Ceux des injections sous-cutanées de sérum.

B. *Généraux.* — Quelquefois réaction fébrile.

Le sujet est immunisé non seulement contre le venin du reptile avec le sang duquel on l'a injecté, mais contre le venin des autres serpents.

INDICATIONS. — Avant ou après morsure de serpent on peut employer la méthode.

Aphasies. — Transfert (p. 237); transfusion nerveuse (p. 238).

Aphtes. — Antisepsie des voies digestives et respiratoires supérieures (p. 16 et 18).

Appendicite. — Antisepsie intestinale (p. 37) ; antisepsie simple (p. 40) ; antisepsie évacuante (p. 42).

Aristol. — Antisepsie des voies digestives et respiratoires supérieures (p. 23); insufflations nasales antiseptiques (p. 23) ; injections sous-cutanées antibacillaires (p. 116).

Artério-sclérose. — Antisepsie intestinale (p. 37); antisepsie simple (p. 40) ; antisepsie évacuante (p. 42).

Asaprol. — Antisepsie des voies respiratoires supérieures (p. 24); antisepsie laryngée par badigeonnage (p. 24).

Asystolie. — Antisepsie intestinale (p. 37) ; antisepsie simple (p. 40) ; antisepsie évacuante (p. 42) ; cardine (p. 80).

Ataxie locomotrice. — Glycéro-phosphates (p. 100); séquardine (p. 184) ; transfert (p. 237) ; transfusion nerveuse (p. 238).

Atonie intestinale. — Douche ascendante (p. 87).

Auto - intoxication. — Antisepsie stomacale
(p. 33) ; antisepsie intestinale (p. 37) ; antisepsie
simple (p. 40) ; antisepsie intestinale évacuante
(p. 42). Lavage de l'estomac (p. 155) ; lavage de ·
l'intestin (p. 152).

Bactériothérapie pyocyanique. — Principe de la
méthode. — Remplacer l'immunisation à l'aide de
culture de bacille typhique (E. Frænkel) par une culture de bacille pyocyanique.

Nature de l'agent. — On prépare une culture pyocyanique, qu'on filtre.

Mode d'administration. — On injecte ce liquide sous
la peau.

Doses. — Variables et encore peu fixées.

Mode d'action. — Il n'y aurait qu'une action de stimulation.

Effets. — A. *Locaux*. — Parfois quelques abcès.

B. *Généraux*. — Parfois élévation thermique initiale suivie d'abaissement le deuxième ou le troisième
jour.

Indications. — Les injections de cultures pyocya-
niques stérilisées ont été faites contre la *fièvre typhoïde*.

Badigeonnages analgésiques. — Principe de la
méthode. — Faire cesser la douleur par la simple
application externe d'un médicament.

Nature des médicaments. — On a essayé depuis
longtemps, l'éther, le chloroforme qui agissent plutôt comme révulsif.

La créosote et son principe actif le gaïacol semble-
raient donner de bons résultats.

Mode d'application. — En application locale sur le
trajet douloureux ; recouvrir de taffetas ciré.

C'est ainsi que contre la névralgie intercostale des

tuberculeux, M. Ferrand s'est servi d'un mélange à parties égales de gaïacol et de glycérine.

EFFETS. — Ce mélange nullement irritant pour la peau, même recouvert d'une toile imperméable fait disparaître la douleur en quelques heures ; elle se reproduit, elle cède de nouveau à une nouvelle application.

MODE D'ACTION. — Ce mélange glycériné n'agit pas sur la température. On peut sans doute l'expliquer par la faible absorption qui se fait en pareil cas; cette absorption existe, mais elle est très faible, ce qui est dû sans doute au défaut d'absorption de la glycérine par la peau.

M. Ferrand pense que si l'on veut obtenir une action anesthésique, il faut se servir du mélange de glycérine et de gaïacol; si l'on veut au contraire avoir une action antipyrétique, c'est au badigeonnage de gaïacol pur qu'il faut avoir recours.

MÉDICATION. — Toutes les *névralgies* peuvent se traiter ainsi (Ferrand, L. Championnière).

Badigeonnages antifébriles ou **méthode antipyrétique externe.** — Pour abaisser la température on avait recours jusqu'ici soit à des médicaments dits antipyrétiques, soit à des procédés hydrothérapiques, enveloppements froids, bains froids.

La méthode antipyrétique externe agit de tout autre façon. Certaines substances employées en badigeonnages sur la peau provoquent un abaissement plus ou moins marqué de la température générale.

NATURE DES AGENTS MÉDICAMENTEUX. — La nature des agents médicamenteux employés diffère beaucoup, et des études ultérieures nous en feront peut-être connaître de nouveaux appartenant à des classes de médicaments très variées.

Un certain nombre d'alcaloïdes ou de glycosides

ont été essayés avec succès. Ce sont : la cocaïne, la solanine, l'helléboréine, la spartéine (Geley). Quelques-uns appartiennent déjà à la classe des anesthésiques.

Le gaïacol et ses homologues appartiennent à ce genre de substances.

MODE D'ADMINISTRATION ET TECHNIQUE. — C'est exclusivement en badigeonnages sur la peau qu'on intervient.

Ces badigeonnages n'ont pas besoin de recouvrir une grande surface cutanée, mais il faut que la quantité de liquide pénètre.

A cet effet, la peau est soigneusement lavée et nettoyée au savon ; puis le savon est enlevé par l'alcool et l'essuyage.

On a aussi mis en usage des pommades.

LIEUX D'APPLICATION. — Il n'est pas nécessaire, même pour des affections à déterminations locales, de choisir telle ou telle région de préférence pour les applications ; en général, on préfère des régions facilement découvertes, comme la partie antérieure et supérieure de la cuisse, mais on peut en adopter une autre qui paraîtrait plus commode, selon les circonstances.

DOSE. — Ces substances sont employées en solutions dont le titre peut varier.

Ainsi on utilise pour la cocaïne et la solanine et pour la spartéine la solution au vingtième, pour l'helléboréine celle au centième.

On utilise pour chaque badigeonnage une quantité de ces solutions égale à 2 ou 4 grammes.

MODE D'ACTION. — Il ne semble pas s'agir dans cette antipyrèse par applications externes, d'effets d'absorption médicamenteuse ; l'action habituelle des substances employées, lorsqu'on les administre soit par la voie buccale, soit par injection hypodermique, contredirait cette interprétation, quoiqu'on retrouve les substances dans l'urine.

L'explication la plus probable de l'action antipyrétique ressortirait à la mise en branle par voie réflexe du ou des centres nerveux régulateurs de la thermogenèse.

On constate en effet que le résultat peut varier, selon qu'on applique la méthode sur un sujet hyperthermique ou bien hypothermique. Chez le premier, il y a abaissement de la température, chez le second augmentation.

Il est aussi à remarquer que les substances capables d'agir sur la thermogenèse appartiennent au groupe des anesthésiques locaux, telle la cocaïne, telle l'helléboréine, quoique dangereuse et irritante, telle la spartéine, tel le gaïcol, etc.

EFFETS THÉRAPEUTIQUES. — L'effet le plus immédiat des applications cutanées locales des solutions précitées consiste, chez les fébricitants, en un abaissement de la température générale.

Cet abaissement met environ une heure (cocaïne, helléboréine) ou plus (spartéine) avant de se manifester. Il débute par un changement de 1 à 2/10 de degré en moins, pour se continuer progressivement pendant 2 ou 3 heures et atteindre 4° parfois.

Mais le résultat obtenu n'est pas très durable, en moins d'une heure le thermomètre remonte à son point initial.

Pendant tout le temps qu'a duré l'abaissement de la température le malade ressent une euphorie bienfaisante, une sédation marquée des symptômes morbides, un état de bien-être agréable.

INCONVÉNIENTS, ACCIDENTS. — A côté de ces avantages, il ne faut pas ignorer l'*action* parfois *dépressive* que la méthode antipyrétique externe peut exercer sur le cœur et sur les centres nerveux.

On a signalé des tendances au collapsus, des syncopes, par suite de l'exagération de l'action thérapeutique.

Il faut aussi noter la durée éphémère du résultat, qui force à la répétition des applications.

Même dans les maladies fébriles, on ne peut compter sur la nouvelle méthode d'antipyrèse que dans certaines maladies, en particulier dans les affections à manifestation cutanée. Au contraire dans les pyrexies avec lésions localisées, comme la pneumonie, la fièvre typhoïde, la tuberculose pulmonaire, l'échec se montre presque inévitable.

INDICATIONS. — Les médicaments de la méthode antipyrétique externe ne constituent nullement des agents spécifiques de telle ou telle maladie, ce sont des moyens de thérapeutique symptomatique. Ils s'adressent à la *fièvre* de quelque nature qu'elle soit. Toutefois ils n'ont d'action marquée que sur les maladies générales exanthématiques. C'est dans l'*érysipèle*, la *rougeole*, la *scarlatine*, la *variole*, l'*érythème noueux*, l'*eczéma fébrile*, que l'on obtient les meilleurs résultats.

CONTRE-INDICATIONS. — On devra donc éviter de les employer dans les affections ou dans les cas où l'*hypothermie* serait à craindre.

Voici les particularités à noter lorsqu'on emploie telle ou telle des substances précédentes :

A. **Alcaloïdes ou glucosides en applications externes antithermiques.** — Jusqu'ici on a surtout expérimenté avec les sels de spartéine et avec ceux de cocaïne.

EFFETS. — Dans les affections à localisation précise sur un organe important, maladies à détermination centrale ou viscérale, à part les modifications momentanées de la température des 24 heures, l'action thérapeutique des badigeonnages reste à peu près

H. GILLET. — Méd. Nouv.   4

nulle et ne modifie guère la marche, la durée et la gravité de l'affection (L. Guinard et G. Geley).

B. Spartéine en applications externes antipyrétiques. — MODE D'APPLICATION. — Le manuel opératoire, d'après M. Geley (d'Annecy), est simple, mais soumis à des règles précises, qu'il résume ainsi :

1° Faire le badigeonnage sur la peau saine (cuisse de préférence) ;

2° Le recouvrir d'un enveloppement imperméable ;

3° Le pratiquer à un moment où la température ne monte pas ; le soir de préférence.

DOSE. — La dose employée est de 4 à 5 grammes de solution ou de pommade de spartéine à 1/20.

Il faut de un à quatre badigeonnages pour la guérison complète ; très exceptionnellement davantage.

MODE D'ACTION. — L'explication physiologiste de l'antipyrèse n'est pas dans l'absorption du médicament, mais dans un effet local sur les terminaisons des nerfs centripètes mettant en mouvement, par voie réflexe, le système de la thermogenèse. L'action curative est due probablement à une modification du terrain par les phénomènes vaso-moteurs. (G. Geley.)

EFFETS. — C'est surtout dans les maladies éruptives que les badigeonnages de spartéine montrent une action remarquable.

1° Du côté de la température, après chaque badigeonnage, il y a baisse pendant 12 heures environ, dans des proportions variant de 1 à 5°, et elle ne revient pas entièrement à son point de départ. La courbe générale est modifiée, ne présente plus de plateau, mais une courte série de grandes oscillations rapidement décroissantes, et ramenée parfois rapidement à la normale.

2° Du côté de l'exanthème, celui-ci cesse de s'étendre, pâlit et disparaît.

INDICATIONS. — La *rougeole*, la *scarlatine*, l'*érythème noueux*, l'*eczéma* avec *fièvre*, l'*érysipèle* et la *variole*.

C. Cocaïne en applications externes antipyrétiques. — MODE D'APPLICATION. — En badigeonnages avec des solutions ou en pommades.

LIEU D'APPLICATION. — Sur la cuisse.

DOSES — 0,05 de chlorhydrate de cocaïne à 0,10 dans un gramme d'eau (Geley).

MODE D'ACTION. — C'est par réflexe nerveux périphérique qu'agit la cocaïne en applications externes.

EFFETS. — On obtient un abaissement thermique de 1 à 2°.

D. Gaïacol. — NATURE DU MÉDICAMENT. — C'est le gaïacol synthétique, cristallisé, qu'on emploie, ou simplement le gaïacol liquide, qui ne contient que 40 p. 100 de gaïacol ; mais le créosol qu'il contient agit de même. Chez l'enfant on dilue au 10e avec l'alcool.

DOSES. — Le badigeonnage se fait avec un à deux centimètres cubes, rarement avec trois.

A doses plus fortes, on a des accidents, sueurs profuses, tendance au collapsus (Brice).

MODE D'ACTION. — D'après MM. Linossier et Lannois (de Lyon), le gaïacol s'élimine par l'urine à la suite de badigeonnages pratiqués sur la peau à l'aide de cette substance.

Il y a absorption du gaïacol par la peau. Celle-ci se produit en effet avec autant d'intensité, quand le sujet respire, à l'aide d'un tube, en dehors de la salle où il se trouve. On ne saurait donc incriminer l'absorption pulmonaire.

A la suite de badigeonnages de 2 grammes de gaïacol, l'élimination par le rein est déjà manifeste après un quart d'heure, la proportion dans l'urine est la plus forte de une heure et demie à quatre heures après, et on l'a vue atteindre 3ᵍʳ,3 par litre. Elle décroît rapidement après six à sept heures. Après vingt-quatre heures, l'analyse ne décèle plus que des traces de gaïacol.

La proportion totale éliminée a atteint jusqu'à 1ᵍʳ,11, soit 55,5 p. 100 de la quantité employée en badigeonnage.

Ces recherches présentent un double intérêt :

1° Beaucoup de physiologistes refusant encore à la peau toute propriété absorbante, il est intéressant de trouver une substance à l'égard de laquelle la peau présente un pouvoir absorbant comparable à celui de l'intestin.

2° Au point de vue pratique, les badigeonnages de gaïacol pourront être utilisés pour suppléer très simplement l'ingestion, ou l'injection sous-cutanée de cette substance, ou pour en compléter l'effet. Les auteurs insistent, à ce sujet, sur la nécessité d'envelopper la surface badigeonnée de taffetas imperméable pour assurer l'absorption, et de multiplier les badigeonnages, l'élimination du gaïacol absorbé étant très rapide.

L'action des badigeonnages peut varier avec les mélanges employés (Voir *Badigeonnages analgésiques,* p. 57).

Toutefois certains auteurs mettent l'action antithermique non sur le gaïacol absorbé en quantité insuffisante, mais sur l'irritation cutanée d'un réflexe sur le centre thermogène.

Pour MM. J. Courmont et J. Nicolas (1), le gaïacol, aux doses qui pénètrent dans l'organisme humain, à la suite de plusieurs badigeonnages cutanés, n'a aucune influence directe sur l'évolution des lésions tuberculeuses du cobaye, et l'amélioration ou la

_____

(1) *Prov. méd.*, 16 février 1890.

guérison obtenue chez certains tuberculeux, spécialement chez des granuliques, n'est due ni à l'action spécifique du gaïacol absorbé, ni à l'abaissement immédiat mais passager de la température.
Sa raison d'être probable réside dans la *régulation*
définitive de la courbe thermique, qui est devenue
normale après 2 ou 3 badigeonnages; phénomène
permettant à l'organisme humain de lutter efficacement contre la bacillose à l'aide de ses moyens
habituels de défense.

EFFETS. — A la suite des badigeonnages avec le
gaïacol, on observe un abaissement de la température
aussitôt après les badigeonnages, à la dose de $1^{gr},50$;
l'abaissement persiste pendant 3 heures, puis la
température remonte et dépasse même quelquefois
le point primitif (Gilbert).

Tous les malades ne réagissent pas au gaïacol et
d'autre part il se produit une sorte d'accoutumance
au bout de quelques jours (Gilbert, Capitan).

INDICATIONS. — Comme avec les autres susbtances
capables d'abaisser la température lorsqu'on les
applique simplement sur la peau, le gaïacol peut
s'employer de cette manière dans tous les cas de
fièvre, à condition qu'il existe des manifestations
cutanées, *érysipèle, érythème nouveu7, eczéma fébrile,*
rougeole, scarlatine, variole.

Badigeonnages sudorifiques ou diurétiques ou
méthode diurétique et sudorifique externe. — NA-
TURE DU MÉDICAMENT. — Pilocarpine en application
externe. C'est sous forme de pommade que la pilocarpine a été employée :

Vaseline......................	100 grammes.
Nitrate de pilocarpine.............	0.05 à 0.10 centigr.

(MOLLIÈRE. de Lyon.)

4.

MODE D'ADMINISTRATION, TECHNIQUE. — On fait l'application par friction avec la pommade et on recouvre soigneusement la région avec un taffetas ciré, fixé avec des bandes.

LIEUX D'APPLICATION. — Le dos ou la cuisse.

DOSE. — 2 à 3 grammes de pommade.

ADJUVANTS. — L'administration du lait, en même temps que celle de la pilocarpine, aide à la diurèse.

MODE D'ACTION. — Comment agit la pilocarpine en frictions ? Ce médicament ne parait pas absorbé ou seulement en minimes quantités.

D'après les expériences de Guinard, Gellé, Bard, etc., la pilocarpine appliquée sur les téguments amènerait un reflexe médullaire donnant lieu à la dilatation des vaisseaux du rein.

EFFETS. — En certains cas, l'amélioration est obtenue très rapidement, d'autres fois il faut attendre plusieurs semaines. On aurait une diaphorèse et une diurèse, le malade se sent très soulagé. M. Soulier admettrait au contraire que cette diaphorèse amènerait une diminution des urines, fait que M. Mollière n'a jamais noté.

INCONVÉNIENTS. — A dose plus élevée, la pilocarpine peut provoquer des éruptions cutanées de nature diverse. Il faut donc se méfier.

INDICATIONS. — Cette méthode convient à toutes les formes de *néphrite, parenchymateuse* ou *interstitielle.*

CONTRE-INDICATIONS. — Il y a une contre-indication, c'est l'urémie; il faut alors employer des moyens plus rapides : la saignée, les purgatifs, etc. Ensuite, on pourra venir à l'emploi de la pilocarpine.

Bains antiseptiques. — Antisepsie de la peau, bain savonneux, bain boriqué, bain au sublimé (p. 49).

Bains froids. — Méthode de Brand. — Il y a une certaine honte à présenter comme une nouvelle méthode l'emploi des bains froids et des applications froides aux maladies fébriles. Tandis qu'il y a plus de vingt-cinq ans que cette pratique hydrothérapique est devenue courante dans certains pays, que depuis une quinzaine d'année elle a été introduite en France par Fr. Glénard, nous en sommes encore à Paris à faire des communications sur ce sujet. Heureusement la méthode triomphe aujourd'hui, non pas par une sorte d'engouement, mais par suite de l'évidence même.

PRINCIPE DE LA MÉTHODE. — L'idée première de l'administration du bain froid dans les pyrexies a été de diminuer la température, sous l'impulsion des idées théoriques. Le bain froid fait plus que cela.

NATURE DE L'AGENT. — C'est l'eau froide à quatre températures différentes, selon les cas, l'âge, etc. ; les bains peuvent être donnés soit de 30 à 25°, même seulement à 22°, soit de 24 à 22°, soit de 20 à 18° et même de 15 à 14° selon la résistance du patient à se refroidir.

MODE D'ADMINISTRATION. — CHEZ LES ADULTES. — *Avant le bain.* — Chez les malades gravement atteints, on fait précéder la mise au bain par l'administration de quelques gorgées d'une potion ou d'un liquide alcoolique, grog, potion de Todd, champagne, etc. ; on renouvelle la même prescription pendant le bain. Il en est de même des injections de caféine et de sulfate de spartéine (Juhel-Renoy) ou même d'éther ou d'huile camphrée stérilisée (Huchard).

Avant le bain aussi, lotion sur la face et la poitrine avec de l'eau plus froide que celle du bain.

Le bain préparé à la *température voulue, constatée au thermomètre*, on peut, pour éviter les secousses au malade, tendre un drap sur la baignoire. Le malade est mis sur le drap tenu à deux mains à la tête et au pied ; on peut ainsi le descendre facilement.

Pendant le bain. — 1° Répéter l'administration des alcooliques, la potion de Stokes, par exemple :

Cognac......................	50 à 60 centigr.
Eau de cannelle...............	
Sirop simple.................	30 grammes.

ou tout autre tonique, thé, café alcoolisé, etc.

2° Affusions froides, à plusieurs reprises, à l'aide d'eau plus froide que celle du bain, versée sur la nuque et même sur la tête entourée d'une serviette en turban.

3° Frictions, massage sous l'eau.

Après le bain. — Essuyer rapidement, mais sans secousse, reporter sur le lit, et ne pas recouvrir avec excès, mais au besoin boule au pied ; boisson alcoolique ; repas une demi-heure après, puis sommeil, si possible, sinon cataplasme froid sur le ventre (Tripier, Bouveret). Se guider toujours avec le thermomètre.

La conduite à tenir comporte des variantes et s'adapte surtout à la gravité des cas. Les règles que l'on a données pour la fièvre typhoïde s'appliquent aux autres pyrexies.

Pour les *cas simples*, voici ce qu'indiquait Juhel-Renoy pour les typhiques adultes :

« 1° Prendre toutes les trois heures, *jour et nuit*, la température du malade et chaque fois que le thermomètre marquera 39° (température *toujours rectale*) donner un bain de 15 *minutes* à 20° ;

« 2° Faire à trois reprises différentes durant deux minutes au commencement, au milieu et à la fin du bain, une affusion avec de l'eau à 15°, versée lentement *sur la nuque* ;

« 3° Faire boire le malade pendant le bain ;

« 4° Sortir le malade du bain, s'il ne peut le faire seul, et l'étendre sur un drap sec avec lequel on l'essuiera *sans toucher à l'abdomen*. Couvrir très peu le malade qui doit continuer à frissonner après le bain ;

« 5° Vingt minutes après le bain, la température sera de nouveau prise et consignée sur la feuille placée au lit du malade. »

Dans les *cas graves*, on doit agir ainsi suivant M. Fr. Glénard et Juhel-Renoy, d'après la pratique primitive de Brand :

Pour le ou les premiers bains, pour eux seulement et pour tâter la susceptibilité du sujet, 1° le bain est donné à une température de 5 à 6° inférieure à la température du malade ; 2° on refroidit progressivement le liquide.

Mêmes boissons alcooliques, mêmes affusions, même massage sous l'eau.

M. F. Glénard donne le bain toutes les trois heures, Juhel-Renoy, toutes les 2 heures et le fait durer 20 minutes au lieu de 15.

Dans les *cas très graves*, voici la pratique à suivre :

Dans les conditions défavorables M. Fr. Glénard donne ce qu'il appelle le *bain des moribonds :* « La tête du malade est débarrassée des cheveux, on le porte dans un *bain à* 32° dont *le niveau ne dépassera pas l'ombilic*. Le malade sera énergiquement frictionné dans ce bain, avec les mains nues ou armées d'une éponge trempée dans l'eau et on arrosera la tête et le tronc d'eau de plus en plus froide. La durée du bain ne doit pas dépasser dix minutes ; le malade rapporté dans son lit, on enveloppe ses pieds de flanelles trempées dans l'eau très chaude qu'on renouvellera toutes les minutes pendant deux heures. Ce bain sera répété au plus toutes les deux heures ; dans l'intervalle, vessie de glace sur la tête, fortes doses de vin, potion de Stokes. »

Juhel-Renoy l'a modifiée de cette façon : « Bain toutes les deux heures à 15 ou 16°, car, dit-il, je cherche ce « choc » de l'eau froide qu'on redoute à tort, avec massage sous l'eau ; l'affusion froide est lente mais *continue*, le *malade nourri à la sonde s'il y a lieu*, puis retiré du bain : ensuite on lui pratique alternativement des piqûres de sulfate neutre de spartéine (20 à 30 centigrammes dans les vingt-quatre heures) et de caféine (50 centigrammes dans les vingt-quatre heures). »

Lorsque la température a tendance à remonter rapidement, MM. Tripier et Bouveret font même dans l'intervalle des bains des enveloppements dans le drap mouillé, et placent des cataplasmes froids sur le ventre.

C'est suivant ces règles qu'on doit appliquer les bains froids dans les pyrexies. Il ne faut pas de demi-mesures qui ne mènent à aucun résultat.

D'après les expériences de M. Sigalas (de Bordeaux), les bains de 25° à 30° prolongés jusqu'au frisson seraient suffisamment froids pour remplir l'indication d'abaisser la température centrale d'un degré.

Mais lorsqu'en dehors de l'hyperthermie à modérer on veut combattre les autres accidents, soit du côté du système nerveux, des poumons, du cœur, des reins, on peut, avec Juhel-Renoy, en prolonger la durée et en abaisser la température, et *rechercher* même le *frisson*.

Réserver la méthode de Brand comme un pis aller aux cas désespérés, c'est vouloir la faire juger défavorablement. C'est même parce qu'on ne l'avait employée qu'ainsi qu'elle avait laissé une mauvaise impression sur le public médical et encore plus sur le public non médical.

C'est la raison qui nous a empêché si longtemps

de bénéficier des grands avantages tirés des bains froids.

La méthode de Brand est une méthode systématique, applicable à tous les cas de maladies fébriles.

Ce n'est pas un bain froid par hasard qu'il faut administrer, mais toute une série de bains froids.

Chez les enfants. — Le mode d'administration et réglementation des bains froids chez les adultes peut s'appliquer d'une façon générale chez les enfants déjà un peu grands.

Pour les sujets très jeunes, on doit user de certaines précautions et faire une plus grande attention à l'exécution des différents détails de la balnéation froide.

Chez les enfants même du premier âge, 25° et même 20° chez les plus âgés (Comby), représentent la température à choisir pour les bains froids. Il y a peut-être des réserves à faire au sujet des nourrissons de moins d'un an. Chez eux, la balnéation froide demande quelque prudence, par suite de leur tendance à la réfrigération. Ce n'est pas affaire de contre-indication absolue, mais de dosage plus rigoureux. Les bains froids à 25° seront donnés très courts, 10 minutes. On insistera sur les frictions, le massage; on usera largement des toniques.

Chez les enfants, on se trouve bien de remplacer l'eau pure par de l'eau chargée de farine de moutarde, on a ainsi des *bains sinapisés froids,* dont l'action stimulante est augmentée. Pour quelques médecins, il n'y aurait là que des bains froids déguisés.

Action des bains froids. — 1° *Période de réfrigération externe.* — Dans le bain froid, surtout un peu prolongé, la réfrigération initiale des parties superficielles s'accompagne de congestion des viscères par refoulement central du sang. D'où dypsnée, frisson, parfois claquement de dents. Cependant la température centrale du fébricitant ne s'élèverait qu'exceptionnellement pendant l'immersion dans le bain (à 25-30°) (Sigalas, de Bordeaux).

Cette absence d'élévation de la température centrale pendant l'immersion coïncide avec la terminaison heureuse de la maladie, et l'ascension thermique pendant le bain avec la terminaison fatale, idée déjà émise par Bouveret et Tripier, à savoir qu'il est possible de tirer de l'observation de cette température centrale pendant l'immersion quelques inductions pronostiques : Élévation thermique : processus fébrile intense. Absence d'élévation et abaissement : formes moyennes et légères (Sigalas).

2° *Période de réfrigération interne.* — Puis l'équilibre de la température s'établit entre la peau et les viscères; la réfrigération de la périphérie gagne le centre. A ce moment le malade ressent une sensation agréable de *bien-être*. L'abaissement de la température centrale a pour résultat de calmer les symptômes douloureux, par exemple, le point de côté de la pneumonie, et d'apaiser les phénomènes d'excitation cérébrale, l'insomnie, le délire, les convulsions.

Le bain froid agit comme *sédatif du système nerveux.*

3° *Période de réaction.* — Après le bain froid, la réaction ne commence guère qu'au bout d'une demi-heure au plus tôt, à deux heures. Ce n'est que petit à petit que la chaleur reprend le taux qu'elle avait avant le bain. L'abaissement de la température centrale continue, pendant un temps variable, après la sortie du bain. La température axillaire reprend immédiatement une marche ascendante (Sigalas).

En somme, avec le bain froid, on observe un *abaissement thermique d'une certaine durée* et une *sédation du système nerveux.*

Action sur le sang. — D'après les recherches de Winternitz (de Vienne), les bains froids ont une influence sur le sang, qui montre leur mode d'action.

Les applications générales d'eau froide augmentent le nombre d'hématies et celui des leucocytes, ceux-ci dans une proportion moindre, ainsi que l'hémoglobine. Cet effet s'accroît encore par l'exercice musculaire.

L'application générale d'eau froide exerce une action tonique sur tout le système circulatoire. Les stases sanguines disparaissent et une nouvelle quantité de sang se trouve jetée dans la circulation. Les hématies augmentent dans le sang périphérique.

L'effet des bains froids sur les échanges nutritifs est donc le même que s'il existait une augmentation réelle du nombre d'hématies, puisque les hématies lancées dans la circulation n'existaient pas pour ainsi dire au point de vue fonctionnel, avant l'application du froid.

Action sur la circulation, sur la pression artérielle. — Le bain froid agit puissamment comme tonique du système cardio-vasculaire.

Il modère le nombre des pulsations cardiaques qu'il rend plus fortes ; par exemple, il baisse à 70 un pouls à 140.

Au point de vue de la pression, il la ramène à sa hauteur presque physiologique de 8 à 9, à 15, la normale étant 16.

Action sur les reins. — De ces modifications sur le système cardio-vasculaire, découle l'établissement de la *diurèse*, par la régularisation de la fonction rénale. Le rein décongestionné remplit mieux son rôle d'organe dépurateur.

Les bains froids en même temps qu'ils activent la

sécrétion urinaire, provoquent une véritable décharge de toxines. Dans la fièvre typhoïde en particulier, on voit sous leur influence augmenter la toxicité des urines.

Action sur les poumons. — Le bain froid réagit sur le poumon. Il calme la dyspnée par la décongestion de l'organe.

REMARQUES. — Il y a une autre conséquence de l'abaissement de la température, sur laquelle on n'insiste pas assez, d'ordre physico-chimique : c'est la plus grande facilité de formation de l'oxyhémoglobine, qui mérite bien qu'on en fasse la remarque.

Dans l'application du froid, la température initiale auquel le sujet est primitivement soumis, semble avoir la plus grande importance. En effet M. Lefèbre (du Havre) a montré (1) que chez l'homme et chez le singe, placés dans l'eau à 5°, on voyait les mêmes phénomènes, le même abaissement de température, si au lieu de prolonger le bain à 5°, on plongeait ensuite le sujet en expérience dans un liquide à 15 degrés.

D'après ces constatations, il n'y aurait pas grand avantage à user du bain progressivement refroidi.

Sa seule indication semble limitée au cas où l'on veut éviter un choc nerveux trop intense par une immersion dans une eau trop froide.

RÉSULTATS. — La méthode de Brand, lorsqu'on l'applique suivant les règles précédemment établies, fournit des résultats véritablement suggestifs.

Voici quelques chiffres statistiques à l'appui, empruntés à M. Vogl (2) qui indiquent l'état actuel du traitement des typhiques :

---

(1) Lefèbre (du Havre), *Société de biologie*, 9 mars 1895.
(2) Vogl, *Journal de Winternitz* (de Vienne), juin 1895.

MORTALITÉ

Avant.   Après.
la balnéothérapie froide.

Dans l'armée prussienne.......	25 p. 100	8 p. 100 et 4,3 p. 100
Dans les armées française, anglaise et italienne, etc......	30 p. 100	
Jurgensen (de Tubingen).....	22 p. 100	7,1 p. 100
		(Trait. non rigoureux) à 1,8 p. 100
Brand (de Stettin)...........		3,5 p. 100
Leichtentern (de Stettin).....		5.4 p. 100
Batten (de Hambourg)........		4 p. 100
Drashe (de Vienne)..........	16,2 p. 100	9,3 p. 100
Tripier et Bouveret (de Lyon).	25 p. 100	7,5 p. 100
Richard (de Paris)..........	10,2 p. 100	5,2 p. 100
Juhel-Renoy (de Paris),.......	14.2 p. 100	7,3 p. 100
		(Trait. non rigoureux); 4,7 p. 100
Kellay (de Philadelphie)......	17 p. 100	4,5 p. 100
Elliot (de Philadelphie)......	24 p. 100	6,5 p. 100
Osler (de Baltimore).........	21,8 p. 100	7,4 p. 100
Thompson (de New-York).....	19 p. 100	7 p. 100

INDICATIONS DES BAINS FROIDS. — Il y a deux camps, dans la pratique médicale, pour l'administration des bains froids :

Les uns ne se basent pas seulement sur la température pour prescrire la balnéation réfrigérante, ils attendent l'apparition de symptômes sinon graves, tout au moins sérieux. Ils ne dérogent guère à leur règle, qu'en présence d'une élévation thermique rapide et considérable, 40°5, 41° et plus.

L'autre camp ordonne systématiquement les bains froids, dès qu'il y a 39°, et la raison, excellente en soi, c'est qu'il vaut mieux prévenir les symptômes graves que de les laisser apparaître. L'organisme à ce moment a bien moins d'énergie pour réagir.

La première indication formelle de la méthode de Brand, c'est l'hyperthermie. Dès que la température monte à 39° ou à 39°5, on doit plonger le malade dans l'eau froide.

L'indication se fait plus pressante, lorsque la température reste en plateau, par exemple de 39°5 à 4°0, sans rémission, que lorsqu'elle offre de grandes variations avec rémission, par exemple 38°5 le matin, 40° et plus le soir.

Mais par leur action tonique du système cardio-vasculaire et du système nerveux, par leur action diurétique, les bains froids remplissent encore d'autres indications que celle de combattre l'hyperthermie. On les prescrira donc, *même au-dessous de 39°5 ou 39° comme toniques et comme diurétiques ;* il n'y aura qu'une contre-indication, le collapsus avec hypothermie. Mais il y a indication contre les phénomènes nerveux graves (*délire, adynamie, tendance au collapsus, convulsions*).

Ces indications posées, on comprend que la méthode de Brand, primitivement appliquée au traitement de la *fièvre typhoïde*, ait pris l'extension due à une méthode générale de réfrigération avec action tonique et sédative sur tous les systèmes organiques.

On en a tiré les plus grands avantages dans la *pneumonie*, dans la *broncho-pneumonie* (A. Sevestre), chez les enfants, les résultats se sont même montrés supérieurs à ceux qu'on obtient dans la fièvre typhoïde ; dans la *goutte cérébrale*, le *rhumatisme cérébral*, la *rougeole*, la *scarlatine*, l'*encéphalopathie urémique*, le *typhus exanthématique*, la *suette miliaire*, l'*infection puerpérale*, la *variole*, l'*encéphalopathie saturnine*, le *delirium tremens*, la *méningite*, l'*érysipèle*, la *variole grave*, etc.

CONTRE-INDICATIONS. — Les bains froids sont contre-indiqués dans les complications cardiaques graves, endopéricardite, myocardite, et dans tous les états amenant l'adynamie et la *cyanose*, c'est-à-dire incapables de réaction, mais les complications diverses ne créent nullement de contre-indication à leur début. A ce moment, ils assombrissent bien le pronostic, mais ils n'indiquent pas l'épuisement de l'organisme.

Un grand nombre d'auteurs, Juhel-Renoy en tête, font de l'apparition d'une *complication*, l'indication formelle d'une *application intensive* de la balnéation réfrigérante. Mais la contre-indication se maintient chez le vieillard qui réagit mal, chez les cardiaques, et en particulier les artério-scléreux, dans la crainte de la mort subite possible, chez les pneumoniques doubles par l'accroissement subit et considérable de la dyspnée qui produirait l'asphyxie, chez les diabétiques et les sujets atteints de néphrite interstitielle; tous ces sujets peuvent, au contraire, être soumis à la pratique du drap mouillé.

Chez les *typhiques*, l'*hémorragie intestinale*, surtout la *perforation intestinale*, la *péritonite*, interrompent le traitement réfrigérant par les bains.

Benzoate de mercure. — Injections sous-cutanées de sels mercuriels solubles (p. 129).

Benzoate de soude. — Antisepsie interne générale (p. 15) ; antisepsie des voies urinaires (p. 47).

Benzoïque (acide). — Antisepsie des voies respiratoires et digestives supérieures (p. 19); vaporisations (p. 27).

Benzonaphtol. — Antisepsie intestinale simple (p. 40); antisepsie intestinale évacuante (p. 42); antisepsie intestinale astringente (p. 44).

Bétol. — Antisepsie intestinale simple (p. 40) ; antisepsie intestinale évacuante (p. 42); antisepsie intestinale astringente (p. 44).

Bicarbonate de soude en injections intraveineuses.
— Principe de la méthode. — L'importance accordée
à l'acide oxybutyrique dans la production du coma
diabétique a fait naître l'idée de neutraliser le sang
acidifié.

Nature du médicament. — On peut injecter la solution suivante :

Bicarbonate de soude purifié......... 5 grammes.
Eau............................... 1 litre.

ou encore la solution de M. Galvagni :

Chlorure de sodium 1gr,5
Bicarbonate de soude.............. 5 à 50 gr. et plus.
Eau bouillie...................... Q. S. pour 1 litre.

Mode d'administration. — Les injections intraveineuses de bicarbonate se font comme celles de solutions salées (V. p. 192).

Dose. — Par 3J0 à 500 grammes, lentement. On
pourrait même augmenter et injecter jusqu'à 50 grammes de bicarbonate de soude (Lépine).

Mode d'action. — Le bicarbonate neutralise l'acide
oxybutyrique.

Effets. — Le malade sort du coma, mais parfois le
mieux n'est que momentané.

Indications. — En dehors du *coma diabétique*, on
peut faire les mêmes injections dans l'*urémie*.

Biiodure de mercure. — Injections sous-cutanées
de sels mercuriels solubles (p. 130).

Borax (biborate de sodium). — Antisepsie médicale
des voies digestives et respiratoires supérieures
(p. 19) ; antisepsie médicale des voies urinaires
(p. 47).

Borique (acide). — Antisepsie des voies digestives et

respiratoires supérieures (p. 19); antisepsie intestinale, lavements (p. 43); antisepsie de la peau, bains
(p. 119); antisepsie des voies respiratoires inférieures, médication interne (p. 32).

Brome dans la syphilis. — Il semblerait que
depuis la découverte déjà ancienne des propriétés
spécifiques du mercure et de l'iodure de potassium,
dans le traitement de la syphilis, il y ait maintenant
peu de progrès à espérer dans la médication anti
syphilitique. En fait, les succédanés de ces deux
médicaments souverains, qu'on a tenté de faire entrer
dans la pratique, n'ont guère résisté à l'épreuve clinique.

Un seul peut-être mérite une mention, c'est le
brome.

PRINCIPE DE LA MÉTHODE. — Substituer le brome à
l'iode dans le traitement de la syphilis, s'explique par
la parenté chimique des deux corps.

MODE D'ADMINISTRATION. — On s'est servi de l'*eau
bromée*, soit à l'intérieur, soit plus souvent comme
topique.

MODE D'ACTION ET EFFETS. — Ceux de l'iode.

INDICATIONS. — Dans les cas de *syphilis rebelles* aux
iodures et au mercure, on doit penser au brome, qui
peut donner des résultats favorables.

Bronchite fétide. — Antisepsie des voies respiratoires inférieures (p. 24); par inhalations (p. 25);
vaporisations (p. 27); par la médication interne
(p. 29); injections sous-cutanées (p. 116); méthode
de M. Burlureaux (p. 131).

Bronchopneumonie. — Antisepsie générale
(p. 14); antisepsie des voies digestives et respiratoires
supérieures (p. 16); antisepsie pulmonaire (p. 24);

par la médication interne (p. 29); par les vaporisations (p. 27); injections intrapulmonaires (p. 107);
bains froids (p. 67); drap mouillé (p. 88); enveloppements humides (p. 93); injections sous-cutanées
de quinine (p. 117); lavements froids (p. 164).

Cachexie. — Glycérophosphates (p. 100); séquardine (p. 184); sérum artificiel (p. 189).

Cachexie strumiprive (myxœdème). — Suc thyroïdien (p. 228).

Calomel. — Antisepsie intestinale (p. 40); évacuante (p. 42); emplâtre de Quinquaud (p. 90).

Cancer. — Séquardine (p. 184); sérum anticancéreux (p. 195); sérum antistreptococcique (p. 206);
suc thyroïdien (p. 228).

Cancer ulcéré du larynx. — Antisepsie des voies
respiratoires inférieures (p. 24); par inhalations
(p. 25).

Cancer de l'estomac. — Sérum anticancéreux
(p. 195); sérum antitreptococcique (p. 206).

Cancroïne. — Sérum antiscancéreux (p. 195).

Capsules surrénales. — Suc surrénal; médication
capsulaire (p. 227).

Cardine. — PRINCIPE DE LA MÉTHODE. — C'est l'ap-
plication au cœur de la méthode générale de Brown-
Séquard.
NATURE, PRÉPARATION, ADMINISTRATION DE L'AGENT THÉ-
RAPEUTIQUE. — Comme pour le séquardine (voir p. 184).

EFFETS. — Il y a une action tonique localisée spé·
cialement sur le cœur.

INDICATIONS. — La cardine s'applique surtout dans
les cas d'*asystolie*, mais aussi dans toutes les affections chroniques du myocarde.

Pour en obtenir quelques effets, la condition est de
ne pas s'adresser à un organe trop dégénéré, incapable de réagir.

Catarrhe de l'estomac. — Antisepsie stomacale
(p. 33).

Chancre mou. — Méthode abortive (p. 168).

Charbon. — Sérum antistreptoccocique (p. 206).

Chlorhydrique (acide). — Antisepsie stomacale
(p. 35).

Chloroforme. — Antisepsie pulmonaire (p. 26);
médication interne (p. 33); prophylaxie de l'influenza (p. 28); antisepsie stomacale (p. 35); lavage
de l'estomac (p. 155).

Chlorose. — Antisepsie intestinale (p. 40); évacuante (p. 42); glycérophosphates (p. 100); ferrugineux en injections sous-cutanées (p. 97); sang
défibriné en lavements (p. 182); sérum artificiel
(p. 189); transfusion nerveuse (p. 238).

Chlorure d'éthyle. — Pulvérisations révulsives
(p. 178).

Chlorure de méthyle. — Pulvérisations révulsives
(p. 178).

5.

Choléra. — Antisepsie stomacale (p. 33); anti-sepsie intestinale (p. 37); simple (p. 40); astringente (p. 42); injections intra intestinales (p. 111); injections profondes de sublimé (p. 112); lavage de l'estomac (p. 155); lavage de l'intestin (entéroclyse) (p. 152); sérum anticholérique (p. 197).

Chorée. — Streptocoxine (p. 224).

Citrate de fer. — Ferrugineux par voie sous-cutanée (p. 97).

Cocaïne. — Badigeonnages antifébriles (p. 58).

Cœur (maladies du). — Antisepsie intestinale (p. 37); simple (p. 40); évacuante (p. 42); cardine (p. 80); néphrine (p. 169); séquardine (p. 184).

Coma diabétique. — Bicarbonate en injections sous-cutanées (p. 78); lavage de l'estomac (p. 155); injections intraveineuses, solution bicarbonatée (p. 78); sérum artificiel (p. 189).

Congestion pulmonaire. — Enveloppements froids (p. 98); lavements froids (p. 164).

Congestion rénale. — Néphrine (p. 169).

Constipation habituelle. — Antisepsie intestinale (p. 37); évacuante (p. 42); douche ascendante (p. 87).

Convalescence. — Glycérophosphates (p. 100); séquardine (p. 184); sérum artificiel (p. 189); transfusion nerveuse (p. 238).

Coqueluche. — Antisepsie des voies respiratoires

supérieures (p. 16); antisepsie des voies respiratoires inférieures (p. 24); antisepsie laryngée par
badigeonnages (p. 24); injections sous-cutanées
de quinine (p. 117); vaccination dans la coqueluche (p. 247).

Corps thyroïde. — Suc thyroïdien (p. 228).

Coryza chronique. — Antisepsie des voies aériennes
supérieures (p. 16); irrigations nasales (p. 20);
poudres (p. 23).

Créosote. — Antisepsie des voies respiratoires
inférieures (p. 26, 27); inhalations (p. 26); médication interne (p. 30, 31, 32); injections intrapulmonaires (p. 107); injections intratrachéales (p. 112);
injections sous-cutanées massives par la méthode de
M. Burlureaux ou créosotées intensives (p. 132);
vaporisations (p. 27).

Cuivre. — La cuprothérapie a été essayée dans
la syphilis et dans la tuberculose comme antiseptique contre l'agent infectieux ou neutralisant du
poison de ces infections.

A. **Cuivre dans la syphilis.** — PRINCIPE DE LA MÉTHODE.
— Dans la *syphilis*, on pourrait parfois avoir recours au
cuivre, d'après le Dr A. Price, dans certains cas rebelles au traitement classique par le mercure ou
l'iodure de potassium.

NATURE DE L'AGENT MÉDICAMENTEUX. — Parmi les préparations cupriques, on a choisi le sulfate.

MODE D'ADMINISTRATION. — C'est à l'intérieur que
s'administre le médicament.

Dans les cas de syphilis ancienne, on associe avantageusement au sulfate de cuivre, l'arsenic, le fer et
l'iode.

DOSAGE. — En solution ou en pilule, le sulfate de cuivre se donne à la dose de 1/4 de milligramme qu'on augmente progressivement jusqu'à 2 milligrammes, 3 fois dans la journée.

Il est nécessaire d'interrompre de temps en temps, un jour au plus chaque semaine, l'usage du sulfate de cuivre pour éviter les accidents possibles.

EFFETS THÉRAPEUTIQUES. — L'action du médicament se fait surtout sentir sur les adénopathies et les plaques muqueuses.

ACCIDENTS. — Le premier symptôme d'intolérance se manifeste par la boulimie, bientôt suivie, si l'on ne cesse le médicament, par de la prostration et de la faiblesse cardiaque.

INDICATIONS. — La *syphilis*, mais seulement en cas de résistance au traitement ordinaire, peut faire penser à cette nouvelle méthode.

CONTRE-INDICATIONS. — La cachexie syphilitique demande une certaine circonspection, et même l'abstention des préparations de cuivre.

B. **Cuivre dans la tuberculose.** — On a aussi employé le cuivre dans la *tuberculose*.

PRINCIPE DE LA MÉTHODE. — Détruire le bacille ou lui rendre le terrain défavorable, voilà l'idée dominante de cette nouvelle médication.

NATURE DU MÉDICAMENT. — Sous forme d'acétate ou de phosphate (Luton, de Reims).

MODE D'ADMINISTRATION. — Le phosphate de cuivre ou l'acétate peuvent s'administrer de différentes manières.

En *potion* :

Acétate de cuivre................	5 centigr.
Phosphate de soude.............	50 —
Potion gommeuse......	125 grammes.

(LUTON.)

par cuillerée à bouche, d'heure en heure, à jeun.

En *pilules*, on peut prescrire :

> Acétate de cuivre.................... 10 centigr.
> Phosphate de chaux................ 50 —
>
> (LUTON.)

10 pilules, 1 à 2 par jour à jeun.

D'après M. Luton, [l'*injection* hypodermique serait peut-être à préférer. Voici les formules employées par M. Luton :

> 1° Phosphate de cuivre.............. 5 grammes.
> Eau glycérinée (à parties égales).... 60 —

Le phosphate de cuivre ainsi préparé se présente sous l'état colloïdal.

> 2° Acétate de cuivre ammoniacal....... 1 gramme.
> Eau distillée..................... 100 —

DOSES. — Un centimètre cube de l'une des deux solutions, renouvelée tous les 15 jours environ.

Les mêmes solutions peuvent servir à injecter les foyers tuberculeux (tumeurs blanches, adénites, etc.) (E. Luton, fils).

L'acétate de cuivre trouve aussi son application comme topique :

En *lotions* on peut employer la formule suivante :

> Acétate de cuivre................ 1 gramme.
> Eau distillée..................... 1000 —

En *pommades :*

> Vaseline blanche................. 30 grammes
> Acétate de cuivre................ 3 centigr.

En *collyres :*

> Eau distillée...................... 20 grammes.
> Acétate de cuivre................ 1 centigr.

LIEUX D'ÉLECTION. — En général, la région rétro-trochantérienne.

EFFETS. — A. *Locaux*. — Après les injections sous-cutanées, on observe un peu de douleur ; en général pas d'accidents.

B. *Généraux*. — 1° *Immédiats*. — Principalement avec les injections sous-cutanées, il y a une réaction générale analogue à celle qu'on obtient avec la lymphe de Koch.

2° *Éloignés*. — C'est l'amélioration de l'état général et la limitation des lésions.

INCONVÉNIENTS. — On a à surveiller les phénomènes de cuprisme.

INDICATIONS. — *La tuberculose sous toutes ses formes* ressortit à cette médication rationnelle.

Cystite. — Antisepsie médicale des voies urinaires (p. 47).

Débilité sénile. — Glycérophosphates (p. 100) ; séquardine (p. 184) ; spermine (p. 222) ; transfusion nerveuse (p. 238).

Delirium tremens. — Bains froids (p. 67).

Diabète. — Antisepsie buccale (p. 18) ; intestinale (p. 37) ; glycérophosphates (p. 100) ; ferment glycolytique (Lépine) (p. 96) ; lavage de l'estomac (p. 155) ; injections intraveineuses (p. 78) ; suc pancréatique (p. 226); suc surrénal (p. 227); spermine (p. 222) ; séquardine (p. 184); sérum artificiel (p. 189) ; végétarisme (légumine) (p. 251).

Diarrhée des nourrissons. — Antisepsie intestinale (p. 37) ; entéroclyse (p. 152); lait stérilisé (p. 141).

Dilatation bronchique. — Antisepsie des voies respiratoires inférieures (p. 24); inhalations (p. 25); vaporisations (p. 27); médication interne (p. 29); injections intrapulmonaires (p. 107).

Dilatation de l'estomac. — Antisepsie stomacale (p. 33); antisepsie intestinale (p. 37); simple (p. 40); évacuante (p. 42); astringente (p. 44); douche ascendante (p. 87); lavage de l'estomac (p. 155).

Diphtérie. — Antisepsie générale (p. 13); antisepsie des voies respiratoires et digestives supérieures (p. 16); antisepsie des voies respiratoires inférieures (p. 24); par la médication interne (p. 29); par les vaporisations (p. 27); sérothérapie, sérum antidiphtérique (p. 198); sérum antidiphtérique desséché (p. 200); sérum antidiphtérique électrolytique (p. 201).

Douches ascendantes. — PRINCIPE DE LA MÉTHODE. — C'est l'application de l'hydrothérapie au gros intestin.

NATURE DE L'AGENT THÉRAPEUTIQUE. — L'eau froide ou l'eau chaude peuvent également s'employer.

TECHNIQUE. — Le malade prend place sur un siège échancré, au milieu duquel surgit la canule qu'il s'introduit dans le rectum (Plombières, Aix, Vichy, Royal, Châtel-Guyon, Mont-Dore, etc.).

L'eau sous pression remplit le rectum et le côlon et ressort par l'anus, autour de la canule.

Au bout de quelques jours, une certaine partie du liquide arrive peut-être à pénétrer à travers la valvule iléo-cæcale jusque dans l'intestin grêle.

MODE D'ACTION. — La douche ascendante agit surtout comme agent tonique à l'instar de la douche, du massage et de l'électricité.

INDICATIONS. — C'est surtout la *constipation* qui ressortit à cette méthode, constipation par *atonie intestinale*, comme chez les *dilatés* et les *neurasthéniques*, constipation habituelle de la femme.

Drap mouillé ou enveloppement humide généralisé. — PRINCIPE DE LA MÉTHODE. — C'est le même que celui des bains froids (p. 67). On espère soustraire un peu de calorique au fébricitant et lui procurer le bien-être de la réfrigération.

NATURE DE L'AGENT. — L'eau froide, imprégnant un tissu appliqué sur le corps, tel est l'agent thérapeutique mis en œuvre.

Selon les indications, on peut prendre l'eau à des températures différentes; le plus souvent on utilise l'eau à la température ordinaire, sans la réchauffer, ni la refroidir. On peut y ajouter un peu de vinaigre, d'alcool camphré, d'eau de toilette, d'eau de Cologne, etc.

MODE D'ADMINISTRATION. — Un drap trempé dans l'eau froide est bien exprimé, on y roule le malade, dont la tête seule dépasse et à qui on fait boire une tasse de thé ou d'un liquide alcoolique. On le recouvre d'un édredon (Rendu). Il est important que le drap mouillé soit bien *exactement appliqué* sur toute la surface cutanée. Il doit mouler le corps *comme un maillot*, pénétrer dans les plis, dans les aisselles, les plis inguinaux, interfessier.

Pour éviter de remuer le malade, on dispose sur le lit le drap mouillé et une couverte au-dessous, chacune de ces deux pièces roulées dans le sens de leur longueur sur la moitié de leur largeur. L'on procède comme pour un changement d'alèze. Le malade mis de champ contre le rouleau formé par le drap et la couverture, on le retourne de champ sur l'autre côté; on n'a plus qu'à déplier le rouleau, mettre le malade à plat sur le dos et faire le modelage du corps avec le drap mouillé.

DURÉE DE L'ENVELOPPEMENT. — Deux heures dans le drap mouillé suffisent pour obtenir l'effet désiré.

On peut répéter l'enveloppement toutes les 3 heures et même toutes les 2 heures, comme pour les bains froids.

On fait manger pendant l'enveloppement.

ACTION DU DRAP MOUILLÉ. — L'action du drap mouillé se divise en 3 périodes, à peu près semblables à celles du bain froid :

1° *Période de réfrigération*. — Au début de l'application du drap mouillé, il y a une sensation très intense de froid, pendant environ une minute.

2° *Période de réchauffement*. — La température périphérique abaissée remonte et au bout d'une 1/2 heure, il se manifeste une *sensation de bien-être*, très utile au malade.

3° *Période de réaction*. — Mais le réchauffement périphérique s'exagère dans la première 1/2 heure, et fait monter le thermomètre d'un 1/2 à 1 degré 1/2 au-dessus de la température constatée avant l'application de l'enveloppement.

En même temps se développe une *sudation* abondante, accompagnée de *diurèse* considérable et d'*expectoration*. A ce moment, la température centrale peut baisser de 1 à 1 degré 1/2.

En somme, *réfrigération périphérique courte, passagère, réaction intense* qui entraîne par contre un *abaissement de la température centrale*.

INDICATIONS. — Les indications du drap mouillé diffèrent peu de celles des bains froids (voir p. 67). C'est affaire de dose. Le bain froid s'adresse aux cas graves, le drap mouillé aux cas ordinaires ou légers. Le drap mouillé s'applique aussi dans le cas où le bain froid est contre-indiqué.

CONTRE-INDICATIONS. — Comme pour les bains froids le collapsus avec algidité constitue une contre-indication pour le drap mouillé.

Dysenterie. — Antisepsie intestinale (p. 37) ; simple (p. 40) ; antisepsie intestinale astringente (p. 44) ; lavage intestinal (p. 152).

Dyspepsie. — Antisepsie stomacale (p. 33); lavage de l'estomac (p. 155); antisepsie intestinale (p. 37) ; simple (p. 40); évacuante (p. 42); astringente (p. 44); glycérophosphates (p. 100).

Eau chloroformée. — Antisepsie stomacale (p. 36) ; lavage de l'estomac (p. 162) ; prophylaxie de l'influenza (p. 28); pulvérisations (p. 28).

Eau de chaux. — Instillations intratrachéales (p. 138).

Eau naphtolée. — Antisepsie stomacale (p. 35); antisepsie intestinale (lavements) (p. 44) ; lavements antiseptiques (p. 44).

Eau oxygénée. — Lavage de l'estomac (p. 161); méthode abortive du chancre mou et de la syphilis (p. 168).

Eau sulfocarbonée. — Antisepsie stomacale (p. 35).

Ecthyma. — Antisepsie de la peau (p. 48).

Eczéma fébrile.— Badigeonnages antifébriles(p.58).

Emphysème pulmonaire.— Suc pulmonaire (p.227).

Emplâtre au calomel (Quinquaud). — PRINCIPE DE

LA MÉTHODE. — Il y a déjà longtemps qu'on fait l'application d'emplâtre à base mercurielle, découpé en rondelles, sur les syphilides cutanées, et l'action locale qui en résulte vient renforcer l'effet général de la médication interne.

Ce n'est pas le but de la méthode de Quinquaud. Dans ce mode de traitement, l'emplâtre fait seul les frais du traitement. Il remplit l'office d'une réserve médicamenteuse, d'où s'échappe continuellement des doses petites, mais répétées.

C'est, du reste, une méthode analogue qu'emploie M. le Dr E. Welander (de Stockholm), lorsqu'il fait faire à ses malades des applications d'onguent napolitain, recouvert d'un linge, avec le désagrément en plus de renouveler la couche d'onguent tous les soirs.

On a la possibilité de remplacer l'onguent mercuriel double dit napolitain par une préparation plus forte, celle de von Ziemssen, qui contient 2 parties de mercure pour une d'axonge.

NATURE DU MÉDICAMENT. — La formule de l'emplâtre au calomel employé à l'hôpital Saint-Louis par Quinquaud est la suivante :

Emplâtre diachylon des hôpitaux...	3.000	parties.
Calomel à la vapeur...............	1.000	—
Huile de ricin....................	300	—

La préparation est étendue sur des bandes de la longueur et de la largeur habituelle aux rouleaux d'emplâtre, de sorte que chaque décimètre carré contient environ $1^{gr},20$ de calomel.

MODE D'ADMINISTRATION. — Voici d'une façon générale la manière dont a été appliquée cette méthode de traitement :

On s'assure à l'avance que l'emplâtre collera bien et adhérera bien intimement à la peau.

Cette recommandation n'est pas sans utilité. Il nous

est arrivé plusieurs fois de prescrire un emplâtre selon la formule de Quinquaud et de recevoir du pharmacien une toile dénuée de toute propriété adhésive. On fera bien de recommander sur l'ordonnance de faire l'emplâtre assez mou, tel qu'on les fabrique à l'hôpital Saint-Louis. Une ou deux fois nous avons été forcé de remplacer l'emplâtre au calomel par l'emplâtre de Vigo *cum mercurio*.

On arrondit légèrement les coins de l'emplâtre et on l'applique, après l'avoir légèrement fait ramollir au besoin, soit en ceinture, en avant ou en arrière, soit latéralement à droite ou à gauche. La peau sous-jacente aura été bien nettoyée au préalable, puis séchée.

DOSAGE. — La grandeur des morceaux d'emplâtre varie selon l'âge et le sexe.

Chez l'homme..............	10 sur 12 centim.
Chez la femme..............	8 sur 10 —

Changer chaque semaine.

Chez l'enfant, la longueur de l'emplâtre doit excéder non pas relativement, mais absolument, celle qu'on emploie chez l'adulte. Au lieu de 5 c. sur 10, on peut aller jusqu'à 10 sur 15 et plus, 20 par exemple, chez les tout jeunes enfants, non seulement sans inconvénient aucun, mais avec grand profit pour les petits syphilitiques ainsi traités.

En même temps qu'à l'enfant, en peut appliquer un emplâtre à la mère qui l'allaite.

Tous les 8 jours on enlève l'emplâtre, on lave la place et on en pose un autre sur une autre région.

Si pendant les 8 jours d'application l'emplâtre devient trop sale, on le change. Parfois, en effet, la chaleur de la peau fait transsuder la masse emplastique à travers la trame de l'étoffe.

MODE D'ACTION. — Le chlorure de sodium et les sudorates alcalins'contenus dans la sueur transforment petit à petit le protochlorure insoluble en bichlorure soluble, qui s'absorbe et agit d'une façon continue. On retrouve le mercure dans l'urine.

EFFETS. — A. *Locaux*. — La seule conséquence de l'application peut être d'entraîner surtout chez l'enfant un peu de desquamation au-dessous de l'emplâtre par macération de l'épiderme, mais sans éruption d'aucune sorte, ni sous l'emplâtre, ni autour de ce topique, d'après les faits observés.

B. *Généraux*. — On observe très rarement de la stomatite. L'organisme est bien sous l'influence continuelle du médicament, mais le mercure n'est jamais en circulation qu'en quantité modérée.

Sur les lésions spécifiques, l'emplâtre au calomel montre une puissance d'action égale aux autres préparations mercurielles.

INDICATIONS. — On donne la préférence à l'emplâtre au calomel sur les autres mercuriaux dans les conditions suivantes : *intolérance de l'estomac* ou *de l'intestin* pour la médication interne, nécessité d'un *traitement secret*.

Empoisonnements. — Lavage de l'estomac (p. 155).

Entérites. — Antisepsie intestinale (p. 37) ; simple (p. 40) ; évacuante (p. 42) ; astringente (p. 44) ; lavage de l'intestin (p. 152) ; lait stérilisé (p. 141).

Entéroclyse. — Voy. *Lavage intestinal* (p. 152).

Enveloppement humide généralisé. — Voy. *Drap mouillé* (p. 88).

Enveloppements humides partiels. — Nous avons

été un peu long en France à admettre dans la pratique courante l'usage de l'eau froide, dont l'action si salutaire ne fait aucun doute pour quiconque y a recours.

PRINCIPE DE LA MÉTHODE. — C'est une idée analogue à celle qui a guidé pour les bains froids et pour le drap mouillé, qui a présidé à l'emploi des compresses imbibées d'eau froide appliquées en permanence sur le thorax.

NATURE DE L'AGENT THÉRAPEUTIQUE. — Comme pour le bain froid, comme pour le drap mouillé, les enveloppements humides représentent une application de l'eau froide.

MODE D'ADMINISTRATION. — Les compresses trempées dans l'eau à la température de la chambre sont bien exprimées, puis appliquées sur le thorax et recouvertes d'un taffetas gommé et maintenues par quelques tours de bandes (P. Le Gendre).

On fabrique ainsi une espèce de corset humide avec de la tarlatane taillée en compresses ou même en une seule pièce de plusieurs doubles en forme de gilet.

MODE D'ACTION. — La compresse froide n'agit que faiblement par soustraction du calorique ; la température ne baisse du reste qu'après quelques heures. Il se produit surtout une vaste *révulsion* non douloureuse dénoncée par la rubéfaction intense de la peau (P. Le Gendre).

EFFETS. — A. *Locaux*. — La première impression est une sensation de froid qui disparaît rapidement, accompagnée de resserrement des vaisseaux et de chair de poule ; mais à la vaso-constriction succède la vaso-dilatation.

C'est le plus souvent un soulagement immédiat ; « en un quart d'heure, dit M. P. Legendre, le tableau change totalement et on voit un enfant asphyxiant redevenir calme ».

B. *Généraux.* — A cette sédation locale se joint l'amélioration des phénomènes généraux. Par les compresses humides permanentes on obtient aussi la *sudation* et la *diurèse;* et il y a tout avantage à en continuer l'application autant qu'il est nécessaire.

Le froid local et surtout les températures basses, la glace appliquée sur la région cardiaque, diminuent la fréquence des battements cardiaques, augmentent leur force et leur plénitude, modèrent la dyspnée.

Mais à la condition qu'il n'y ait pas encore une altération profonde du myocarde ou une intoxication profonde (Grigorowitsch).

Les applications locales d'eau froide donnent lieu à une augmentation du nombre d'hématies dans le sang pris au niveau de l'application locale du froid, et à une diminution dans le sang pris dans une autre partie du corps.

INDICATIONS. — Si l'on fait attention à l'action révulsive des enveloppements humides, on voit qu'on peut les appliquer contre les états congestifs d'ordre divers, dans les *affections du thorax,* comme par exemple la *congestion pulmonaire,* dans la *bronchite,* la *bronchopneumonie,* la *pneumonie,* l'*asthme,* l'*emphysème,* la *pleurésie,* etc.

Les enveloppements froids conviennent très bien au traitement des diverses affections thoraciques aiguës *chez l'enfant.* C'est même un traitement de choix.

C'est le même mode de traitement que celui, déjà ancien dans l'ordre chirurgical, de l'entorse, des fractures, des lymphangites, des phlegmons par les compresses imbibées d'eau pure ou aromatisée, comme celui des enveloppements froids locaux, dans l'arthrite, dans l'hydarthrose, la *goutte,* le *rhumatisme,* dans l'hydrocèle et l'orchite.

Érysipèle. — Antisepsie de la peau (p. 49); ba-

digeonnages antifébriles (p. 58) ; bains froids (p. 67) ;
injections sous-cutanées de quinine (p. 117) ; sérum
antistreptococique (p. 206).

Érythème noueux. — Badigeonnages antifébriles
(p. 58).

Eucalyptus (préparations d'). — Teinture, essence.
— Antisepsie des voies respiratoires et digestives
supérieures (p. 19) ; antisepsie des voies respiratoires inférieures (p. 24) ; inhalations (p. 26) ; pulvérisations (p. 28) ; injections intra-trachéales
(p. 112) ; vaporisations (p. 28) ; médication interne (p. 30, 31) ; injections sous-cutanées antibacillaires (p. 116) ; instillations intratrachéales
(p. 138).

Extraits organiques. — Cardine (p. 80) ; néphrine (p. 169) ; ovairine (p. 173) ; séquardine
(p. 184) ; suc médullaire (p. 225) ; suc splénique
(p. 227) ; pancréatique (p. 226) ; suc surrénal (p. 227) ;
suc thymique (p. 228) ; suc thyroïdien (p. 228) ;
transfusion nerveuse cérébrale (p. 238) ; médullaire
(p. 238).

Ferment glycolytique (Lépine). — Principe de la
méthode. — A l'état normal, le sucre du sang est
réduit par un ferment contenu dans le sang ; on peut
tenter de le remplacer par un ferment analogue.

Nature, préparation, administration de l'agent
thérapeutique. — On s'adresse à la *maltose*, à laquelle
on fait subir un certain degré d'oxydation et d'hy-
dratation.

On prépare une solution au 1/100, qu'on injecte
profondément sous la peau.

Dose. — Chaque jour on emploie 1cc à 1cc 1/2 de la
solution.

MODE D'ACTION. — Le ferment introduit transforme le sucre en alcool et acide carbonique.

EFFETS. — A. *Locaux*. — Peu de réaction et peu de douleur.

B. *Généraux*. — Sous l'influence des injections de maltose oxydée ou ferment glycolytique, le sucre urinaire diminue, le malade voit les symptômes de son affection, sinon disparaître, du moins rétrocéder.

Jusqu'ici on n'a pas obtenu de guérison absolue. Peu de malades ont été soumis à ce traitement très rationnel, mais encore à ses premiers essais.

INDICATIONS. — Cette médication nouvelle par le glycolytique s'applique au *diabète*.

Ferrugineux par la voie sous-cutanée. — PRINCIPE DE LA MÉTHODE. — Les ferrugineux ont deux inconvénients principaux : leur goût styptique, l'irritation qu'ils provoquent sur l'estomac ; on peut y ajouter la constipation. On espère parer à ces désagréments par l'emploi de la voie sous-cutanée.

NATURE DES MÉDICAMENTS. — Pour cet usage on peut s'adresser avec avantage aux composés suivants : au lactate de fer, au citrate de fer, au pyrophosphate ferrico-sodique, au sulfate de fer à l'alcool, au pyrophosphate de fer citro-ammoniacal, chacun en solution dans l'eau distillée stérilisée à 0,50, 1 et 1,50.

DOSE. — Par la voie sous-cutanée, il suffit de doses un peu inférieures à celles qu'on ordonne par la voie buccale. En général, et en tenant compte de la quantité de fer contenue dans chacune des combinaisons précédentes, il suffit de 0,05 à 0,10 par 24 heures. Il y a avantage à fractionner.

MODE D'ACTION, EFFETS. — C'est le mode d'action et les effets des préparations ferrugineuses en général, avec cette particularité qu'il y a une plus grande rapidité.

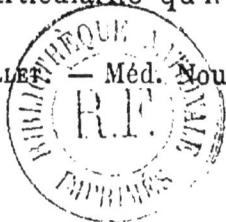

H. GILLET. — Méd. Nouv.   6

INDICATIONS. — Lorsqu'il y a contre-indication à l'administration stomacale, lorsqu'on doit agir vite, les ferrugineux peuvent être administrés par injection sous-cutanée, par exemple dans les *anémies graves*, l'*anémie pernicieuse progressive*, les *hémorragies* avec syncope, etc.

Fibromes utérins. — Séquardine (p. 184).

Fièvre. — Air froid (p. 11) ; badigeonnages antipyrétiques (p. 58) ; bains froids (p. 67) ; drap mouillé (p. 88) ; injections sous-cutanées de quinine (p. 117) ; lavements froids (p. 164).

Fièvre puerpérale. — Voir *Infection puerpérale* (p. 106).

Fièvre typhoïde. — Antisepsie des voies digestives et respiratoires supérieures (p. 16); antisepsie intestinale (p. 37) ; antisepsie simple (p. 40); antisepsie évacuante (p. 42); antisepsie astringente (p. 44); antisepsie de la peau (p. 48); bactériothérapie pyocyanique (p. 57) ; bains froids (p. 67) ; drap mouillé (p. 88) ; injections sous-cutanées de quinine (p. 117); sérum antityphoïdique (p. 220).

Fièvres éruptives. — Antisepsie générale (p. 13); antisepsie des voies digestives et respiratoires supérieures (p. 16) ; antisepsie de la peau (p. 48) ; injections sous-cutanées de quinine (p. 164).

Fluorure de sodium. — Antisepsie des voies respiratoires inférieures, médication interne (p. 33); antisepsie stomacale (p. 37).

Frictions au gaïacol. — Antisepsie des voies respiratoires inférieures (p. 32).

Frigothérapie. — Cette curieuse méthode n'est guère restée jusqu'ici qu'à l'état de fait isolé. (R. Pictet.)

PRINCIPE DE LA MÉTHODE. — Lorsqu'on soumet un sujet à des températures extrêmement basses au dessous de 0°, de — 100°, — 110°, on observe outre l'accélération de la respiration et de la circulation, l'apparition de la faim.

NATURE DE L'AGENT THÉRAPEUTIQUE. — Le froid aux températures ci-dessus.

MODE D'ADMINISTRATION. — Le sujet soigneusement enveloppé de vêtements chauds, pelisse, fourrures, les jambes emmaillotées séparément dans une couverture de laine, est descendu dans un appareil ou puits frigorifique dont la température reste constante, la tête et le haut des épaules dehors.

Légers mouvements des jambes.

DOSAGE. — Durée 8 minutes environ, marche ensuite.

EFFETS. — Surtout marqués du côté de l'estomac.

APPLICATION DE LA MÉTHODE. — Jusqu'ici et dans un cas, *dyspepsie avec gastralgie.*

Furonculose. — Antisepsie intestinale (p. 37) ; antisepsie de la peau (p. 48).

Gaïacol. — Antisepsie des voies respiratoires inférieures (p. 25) ; inhalations (p. 26) ; médication interne (p. 30, 31, 32) ; badigeonnages analgésiques (p. 57); badigeonnages antifébriles (p. 58); badigeonnages antidouloureux (p. 57); frictions (p. 32) ; lavements (p. 31) ; injections sous-cutanées antibacillaires (p. 116).

Gangrène des extrémités bronchiques. — Antisepsie des voies respiratoires inférieures (p. 24) ; antisepsie par inhalations (p. 25) ; vaporisations (p. 27) ; antisepsie par la médication interne (p. 29).

Gangrène pulmonaire. — Antisepsie générale (p. 13) ; antisepsie des voies respiratoires inférieures (p. 24) ; antisepsie par inhalation (p. 25) ; vaporisations (p. 27) ; médication interne (p. 29) ; injections sous-cutanées, méthode de M. Burlureaux (p. 131) ; séquardine (p. 184).

Gargarismes antiseptiques. — Antisepsie des voies digestives et respiratoires supérieures (p. 16).

Gastralgie. — Frigothérapie (p. 99).

Gastrite catarrhale. — Antisepsie stomacale (p. 33) ; lavage de l'estomac (p. 155).

Gaulteria (essence de). — Antisepsie des voies respiratoires inférieures (p. 28) ; vaporisations (p. 28).

Glycérophosphates, médication glycérophosphatée. — PRINCIPES DE LA MÉTHODE. — La constitution chimique des glycérophosphates qui rapproche ces composés de la lécithine ou matière nerveuse phosphorée, dont ils représentent un des éléments, les a fait choisir par M. Albert Robin comme les agents les plus aptes à rendre à l'organisme le phosphore organique.

Les phosphates minéraux ont comme défaut une assimilation tout à fait défectueuse.

NATURE DE LA SUBSTANCE. — C'est surtout le glycérophosphate de chaux qu'on emploie, puis celui de soude et de fer.

Les réactions suivantes permettent de s'assurer de la pureté des préparations phosphoglycériques et de les différencier des phosphates :

RÉACTIFS.	PHOSPHATES MINÉRAUX.	GLYCÉROPHOSPHATES.
Mixture magnésienne.	Précipité blanc.	Pas de précipité.
Nitrate d'argent.	Précipité jaune clair.	Précipité blanc géla-
Perchlorure de fer	Précipité blanc jau-	tineux.
(1 *goutte*).	nâtre.	Pas de précipité.

MODE D'ADMINISTRATION. — Les glycérophosphates s'administrent soit par la voie buccale, soit par la voie hypodermique.

DOSE. — La dose moyenne en injections sous-cuta- nées, oscille autour de 0,25 par injection. Par la bouche, on donne dans la journée :

Pour les glycérophosphates de chaux, de soude, de magnésie 0,30 à 1 gr.

Pour le glycérophosphate de fer 0,10 à 0,30.

Voici une formule un peu longue :

```
Glycérophosphate de chaux.......    6 grammes.
     —       de soude....... )
     —       de potasse...... } 2      —
     —       de magnésie.... )
     —       de fer.........    1      —
Teinture de fèves de Saint-Ignace..  XXX gouttes.
Pepsine......................    3 grammes.
Maltine......................    1      —
Teinture de kola..............   10      —
Sirop de cerises..............  200      —
```

Une cuillerée à soupe au milieu des deux princi- paux repas. (A. Robin.)

```
Glycérophosphate de chaux.........  0.30 centigr.
     —       de soude........ )
     —       de potasse...... } 0.10      —
     —       de magnésie..... )
     —       de fer..........   0.05      —
Poudre de fèves de Saint-Ignace...  0.03      —
Pepsine.......................   0.15      —
Maltine.......................   0.05      —
```

6.

Pour un cachet, un cachet au milieu des repas (A. Robin).

Glycérophosphate de fer..........	0.05 centigr.
Poudre de rhubarbe..............	0.05 —
Extrait de quinquina.............	0.10 —

Pour une pilule, 2 à 3 par jour au moment des repas.

Pour les injections sous-cutanées on emploie :

Glycérophosphate de chaux.......	5 grammes.
Eau....	100 —
Glycérophosphate de soude	20 grammes.
Eau..........................	100 —

Les solutions préparées pour le besoin, peu à l'avance, doivent être stérilisées et maintenues telles.

On injecte 2cc de liquide, soit au dos, soit à la cuisse.

EFFETS. — Voici d'après M. Albert Robin, le père de la médication glycérophosphatée, l'action physiologique des glycérophosphates sur l'organisme, et plus particulièrement sur les échanges organiques :

« Les glycérophosphates en injections sous-cutanées — et j'ai des faits nombreux démontrant qu'il en est de même quand ils sont administrés par la voie stomacale — déterminent les effets physiologiques suivants :

1° Ils accélèrent les *échanges envisagés d'une manière générale*, aussi bien ceux de la matière organique que ceux de la matière inorganique, avec peut-être une certaine prédominance pour ces derniers ;

2° Ils accélèrent principalement les *échanges azotés*, et cela dans toutes les étapes de ceux-ci. Ils favorisent le courant d'assimilation des matières albuminoïdes et leur intégration cellulaire. Ils augmentent parallèlement les actes de la désassimilation azotée, et accroissent l'utilisation de l'azote désintégré. — Il n'est donc pas un des actes de la nutrition azotée qui ne soit amélioré ;

3º Ils influencent peu la formation de l'*acide urique;* mais le fait de l'augmentation des échanges azotés a pour conséquence d'abaisser le plus souvent son rapport à l'urée, d'où encore une preuve de l'amélioration de ceux-ci ;

4º Ils agissent sur les *échanges sulfurés* comme sur la nutrition azotée, en ce sens qu'ils les augmentent et qu'ils accroissent l'oxydation des produits sulfurés désintégrés. Et comme le rapport du soufre à l'azote croît dans presque tous les cas, il en résulte aussi que les organes riches en soufre, comme le foie, sont particulièrement le siège d'une nutrition plus active ;

5º Ils n'ont pas d'effet marqué sur les fermentations intestinales ;

6º L'augmentation du chlorure de sodium confirme le fait clinique d'un accroissement de l'appétit ;

7º Tout en favorisant, très probablement, l'assimilation nerveuse des *phosphates* alimentaires, ils modèrent la dénutrition du système nerveux, agissent sur celui-ci comme un moyen d'épargne et aident à sa reconstitution en se fixant en presque totalité dans l'organisme. Cette action d'épargne est corroborée par la diminution de la désassimilation de la magnésie, l'autre dominante minérale du tissu nerveux ;

8º Ils augmentent les échanges calciques, et ceux de la substance osseuse, sans influencer ses échanges phosphorés. »

INCONVÉNIENTS. — Ils sont presque nuls ; M. A. Robin a noté une fois chez une ataxique de l'excitation avec hallucination.

INDICATIONS.— L'indication qui prime tout dans l'administration des glycérophosphates, c'est la dépression nerveuse, quelles que soient les affections qui comprennent ce symptôme parmi leurs manifestations :

Anémie ; chlorose ; neurasthénie ; débilité sénile ; ataxie locomotrice ; diabète ; dyspepsie ; convalescence ; grippe ; maladie d'Addison ; goutte chronique ; paralysies diverses ; ostéite ; rhumatisme chronique ; néphrite interstitielle et les albuminuries ; obésité ; phosphatine ; sciatique ; surmenage ; tic douloureux de la face et autres ; tuberculose.

Il ne serait peut-être pas tout à fait exact de considérer les glycérophosphates comme le fait M. Albert Robin. Pour lui ces corps agiraient absolument comme le liquide testiculaire. Ils ne représenteraient que la substance active de cet extrait. C'est peut-être s'avancer un peu sur un terrain hypothétique que d'émettre pareille opinion. Dans le liquide testiculaire, dans les extraits organiques en général, d'après les idées de Brown-Séquard, il y aurait plus qu'un corps chimique, il y a une substance vivante, dont l'action intime bien curieuse nous échappe encore.

Il n'est pas sans intérêt d'indiquer que le jaune d'œuf et les cervelles d'animaux de boucherie renferment sous forme de *lécithines*, des composés organiques phosphorés du même groupe chimique que les glycérophosphates et dont on ne saurait trop recommander l'usage.

Goitre. — Suc thyroïdien (p. 228).

Goitre exophtalmique. — Séquardine (p. 184); suc thyroïdien (p. 228) ; suc thymique (p. 228).

Goutte. — Glycérophosphates (p. 100); pipérazine (p. 222).

Goutte cérébrale. — Bains froids (p. 67).

Grippe. — Antisepsie pulmonaire, prophylaxie (p. 28) ; glycérophosphates (p. 100).

Hémorragie. — Sérum artificiel (p. 188) ; injections sous-cutanées (p. 190).

Hémothérapie. — Injections sous-cutanées de sang (p. 135). Sérum antituberculeux (p. 212).

Huile chloroformée. — Antisepsie pulmonaire, inhalations (p. 26).

Huile de foie de morue chloroformée. — Antisepsie pulmonaire par médication interne (p. 33).

Huile de foie de morue créosotée. — Antisepsie pulmonaire par élimination, administration stomacale (p. 32); en injections sous-cutanées (p. 131).

Huile grise. — Voy. *Injections sous-cutanées antisyphiliques* (p. 126).

Hyposulfite de soude. — Antisepsie des voies respiratoires inférieures (p.31); médication interne (p.31).

Hystérie. — Glycérophosphates (p. 100) ; ovairine (p. 173); séquardine (p. 184) ; spermine (p. 222) ; streptocoxine (p. 224); suggestion (p. 235); transfert (p. 237); transfusion nerveuse (p. 238).

Ichtyose. — Suc thyroïdien (p. 228).

Ictère catarrhal. — Antisepsie intestinale (p. 37); simple (p. 40); évacuante (p. 42); lavage de l'intestin (p. 152) ; lavements froids (p. 164).

Impaludisme. — Injections sous-cutanées de quinine (p. 117); séquardine (p. 184).

Incontinence nocturne d'urine (enurésis). — Séquardine (p. 184); suggestion (p. 235).

Indigestion. — Antisepsie stomacale (p. 33); antisepsie intestinale (p. 37); simple (p. 40); évacuante (p. 42); lavage de l'estomac (p. 155).

Infection gastro-intestinale (nourrissons). — Antisepsie stomacale (p. 33); antisepsie intestinale (p. 37); simple (p. 40); évacuante (p. 42); astringente (p. 44); lait stérilisé (p. 141); lait pasteurisé (p. 140); lait filtré (p. 146); lait centrifugé (p. 148); lavage de l'estomac (p. 155); lavage de l'intestin (entéroclyse) (p. 152); sérum artificiel (p. 189).

Infection puerpérale. — Abcès de fixation (p. 9); bains froids (p. 67); sérum antistreptococcique (p. 206); sérum artificiel (p. 189); injections sous-cutanées (p. 190); injections intraveineuses (p. 192).

Infections. — Abcès de fixation (p. 9); air froid (p. 11); antisepsie générale (p. 13); antisepsie des voies digestives et respiratoires supérieures (p. 16); antisepsie intestinale (p. 37); antisepsie de la peau (p. 48).

Influenza. — Antisepsie des voies respiratoires (p. 26); inhalations (p. 24); vaporisations (p. 28).

Inhalations antiseptiques. — Antisepsie des voies respiratoires inférieures (p. 25).

Injections intrapulmonaires. — PRINCIPE DE LA
MÉTHODE. — Par les injections de substances médicamenteuses faites directement au sein du tissu pulmonaire malade on poursuit en général deux buts : tuer
l'agent pathogène, amener la résolution ou la cicatri-
sation des lésions déjà existantes. L'action bactéricide ou l'action sclérogène prédomine selon les préparations mises en usage.

On ne néglige pas, en même temps qu'on soumet
le malade à cette méthode, de lui prescrire un traitement interne et des règles d'hygiène sévères.

NATURE DES AGENTS MÉDICAMENTEUX. — On a employé
à cet usage des corps divers, l'iodoforme dissous dans
l'éther, le naphtol camphré et préférablement le
naphtol seul, à cause de l'irritation vive donnée
par le camphre qui provoquait des hémoptysies
(Fernet).

Naphtol β.......................	0.40
Gomme adragante...............	0.20
Eau distillée...................	20 grammes.

(FERNET.)

On peut aussi avoir recours à :

Créosote du hêtre ou aristol.......	1 gramme.
Huile stérilisée.................	15 —
Chlorure de zinc...............	1 gramme.
Eau distillée stérilisée...........	10 —

(COMBY.)

On a recommandé aussi des injections avec le
sublimé au 40/1000 (Lépine) et même plus concentré,
ainsi qu'avec l'iodure de potassium.

MODE D'ADMINISTRATION TECHNIQUE. — La technique
ne comporte pas d'indication absolument spéciale,
qui diffère de celle des injections profondes, antisepsie de la peau, des instruments (aiguille et
seringue), asepsie des solutions médicamenteuses.

Au point de vue de l'instrumentation, on aura soin de se procurer une aiguille un peu longue, en platine iridié de préférence ; cet alliage permet de flamber la pointe sans la détremper. Le corps de la seringue n'a pas besoin de dépasser en capacité la contenance habituelle des seringues de Pravaz, c'est-à-dire 1 à 1 centimètre cube et demi.

On aura la précaution d'introduire l'aiguille d'abord, seule, non montée. On s'assure ainsi qu'elle n'a pas été introduite dans un vaisseau qui recevrait l'injection, d'où possibilité d'accident d'embolie. Lorsqu'on ne voit pas sortir de sang par la lumière de l'aiguille, on peut injecter. Dans le cas contraire, on retire l'aiguille et on fait une autre ponction. La piqûre du poumon n'a pas d'importance.

On pousse lentement l'injection.

On a soin de se tenir loin des vaisseaux du hile et de ne pas enfoncer plus de 3 à 4 centimètres. On cerne la lésion par 3 ou 4 injections périphériques.

Dose. — La dose du médicament ou de l'injection varie avec les substances diverses ; en général on n'emploie qu'une quantité modérée.

Pour le naphtol, on injecte chaque fois 30 centigrammes du liquide, c'est-à-dire 6 milligrammes de naphtol.

Pour le sublimé au 40/1000, on injecte 20 à 25 centimètres cubes (Lépine).

Mode d'action. — Les liquides injectés stérilisent le foyer malade et vont modifier sur place les lésions et provoquer soit la résolution, soit la sclérose des tissus malades, c'est-à-dire la guérison locale.

Effets. — A. Locaux. — a. Effets immédiats. — L'injection s'accompagne d'une douleur profonde, gravative, vague, par suite de l'irritation directe des filets nerveux de la région imprégnée par le médicament. Cette douleur reste parfois limitée au siège même de l'injection, mais, souvent, irradie au voisinage vers l'épaule, le cou ou le bras. Cependant on voit les malades demander leur piqûre.

Au niveau du poumon les râles et le souffle sont remplacés immédiatement par du silence, et des râles mais beaucoup plus gros.

Plus tard le souffle ou les râles réapparaissent pour disparaître. Parfois il y a une poussée congestive, marquée par des bouffées de râles fins.

Selon que l'injection a pénétré en plein tissu pathologique ou dans une fine ramification bronchique, la réaction locale se montre plus ou moins marquée. C'est d'abord de la toux sous forme de quintes pénibles, qui rejette souvent au dehors par les crachats une partie de l'injection.

On peut observer l'hémoptysie, légère le plus souvent, elle teinte simplement l'expectoration.

Des phénomènes inflammatoires se passent du côté du poumon, avec le type d'une poussée pleuropneumonique locale : masses visqueuses et gommeuses dans les crachats, submatité, râles crépitants, souffle, frottements. La durée de cette inflammation provoquée n'excède pas deux ou trois jours.

b. *Effets éloignés*. — A la poussée subaiguë succède la phase de guérison ; la région pulmonaire traitée se transforme soit en tissu normal, soit en tissu scléreux. Les râles et les frottements font place à une respiration seulement soufflante ou même obscure ; il y a toujours de la submatité, les vibrations sont exagérées. Il y a formation de cicatrice. L'expectoration cesse d'être purulente.

B. *Généraux*. — a. *Effets immédiats*. — Une réaction fébrile soit de quelques dixièmes soit plus, sans s'élever ordinairement au-dessus de 39°. Au bout de 24 heures au maximum, la poussée thermique cesse.

Le pouls fébrile s'accompagne parfois de palpitations cardiaques plus ou moins douloureuses et de l'augmentation de la dyspnée.

b. *Effets éloignés.* — La poussée calmée, la fièvre cesse, la dyspnée diminue. Dans les cas favorables, au bout d'un certain temps et d'un certain nombre d'injections, chacune suivie de réaction de moins en moins prononcée, amélioration graduelle de l'état général, relèvement des forces, accroissement de l'appétit, cessation des sueurs, de la diarrhée, augmentation du tissu adipeux, manifesté par l'élévation du poids.

Le phtisique n'est plus qu'un tuberculeux dont la guérison peut s'espérer à l'aide de moyens ordinaires, cure d'air (stations hivernales), cure d'altitude, suralimentation, etc.

INDICATIONS. — C'est surtout dans la *tuberculose* que les injections intrapulmonaires ont été appliquées, et dans ce cas on les restreint aux cas où la *lésion* peu étendue, bien localisée, permet une intervention unique.

On a eu aussi recours aux injections intrapulmonaires dans la *gangrène pulmonaire.* Dans cette maladie on a d'abord pour but de faire la désinfection du foyer. Il en est de même dans la *dilatation bronchique*, les *abcès du poumon*, après évacuation chirurgicale.

On a pensé aussi pouvoir arrêter ou limiter la *pneumonie*, la *bronchopneumonie* par des procédés analogues.

Mais dans toutes ces affections, on ne peut songer à mettre en usage les injections intraparenchymateuses dans les lésions étendues qui nécessiteraient de larder pour ainsi dire le poumon avec l'aiguille de la seringue à injection.

Le plus souvent la substance à employer diffère avec les maladies ainsi traitées.

On a recours à la créosote et à l'iodoforme dans la tuberculose, au sublimé dans la pneumonie.

Il peut y avoir indication des injections intrapulmonaires dans un but antiputride, curatif ou hémostatique.

CONTRE-INDICATIONS. — L'*absence de limitation des lésions* constitue donc une première contre-indication.

Une seconde découle des réactions exagérées de certains sujets après l'injection; de même, les hémoptysies abondantes.

Injections intraintestinales (Lesage). — PRINCIPE DE LA MÉTHODE. — Injecter la substance active du traitement là où elle doit agir, dans l'intestin même, tel est le problème.

NATURE DU MÉDICAMENT. — L'acide lactique en solution à 2 p. 100 a été essayé.

TECHNIQUE. — 1° On fait à la paroi abdominale une incision de un centimètre et demi à deux centimètres sans intéresser le péritoine. A travers la séreuse on aperçoit une anse intestinale;

2° Avec une seringue à injection ou tout autre appareil injecteur on ponctionne l'intestin et on introduit le liquide;

3° On referme la plaie.

EFFETS. — On obtient la désinfection du contenu intestinal.

INDICATIONS. — Le *choléra* seul a bénéficié de cette méthode thérapeutique directe.

Injections intratrachéales (Pignol). — PRINCIPE DE LA MÉTHODE. — C'est dans le même ordre d'idées qu'on a proposé les injections intratrachéales, par lesquelles on met directement le médicament en contact avec la trachée et les bronches.

Nature du médicament. — On utilise la solution à l'iodoforme, à la créosote et à l'eucalyptus.

Administration du médicament. — A l'aide d'une seringue de Pravaz on pénètre entre deux anneaux de la trachée et l'on injecte le liquide. L'aiguille doit être un peu longue.

On doit éviter la piqûre du corps thyroïde, dont la vascularité provoquerait des hémorragies.

Effets. — A. Locaux. — Le sensation de chaleur dans la trachée, provoque de la dyspnée et de la toux.

B. Généraux. — On constaterait des modifications de l'expectoration et le raccourcissement de la maladie.

Accidents. — Sans piquer le corps thyroïde, on observe souvent des ecchymoses.

Indications. — On a surtout appliqué la méthode à la *pneumonie*.

Injections intraveineuses. — Antisyphilitiques ou de solutions mercurielles (p. 112); bicarbonate de soude (p. 78); de quinine (p. 117); sérum artificiel (p. 192).

Injections intraveineuses de solutions mercurielles (Bacelli, Chantemesse). — Principe de la méthode. — Par l'injection directe de l'agent antisyphilitique, on a l'intention d'agir d'une façon plus immédiate sur les corpuscules élémentaires du sang. L'attaque semble de cette façon devoir se faire plus énergiquement.

On pouvait craindre que l'introduction de corps de la nature du sublimé, capable de coaguler les matières albuminoïdes, n'amenât des accidents d'embolie ; mais les expériences préalables sur les animaux ont démontré que ces appréhensions n'étaient que théoriques. Du reste, les injections doivent se faire très lentement et avec toutes les précautions possibles.

Les avantages de ces injections sont les suivants :

1º On est absolument certain de l'absorption, bien plus qu'avec les autres méthodes, même les injections hypodermiques.

2º Il en résulte peu de douleur et en tous cas une douleur toute passagère, pendant la piqûre de la veine. On peut d'ailleurs faire de l'anesthésie locale.

3º On n'irrite nullement le tube digestif.

NATURE DES MÉDICAMENTS. — Voici les différentes solutions de sublimé capables d'être injectées dans les veines :

Injections intraveineuses :

Sublimé.........................	0.30 centigr.
Chlorure de sodium...............	0.60 —
Eau distillée	100 grammes.

(A. BLASCHKO.)

DOSES. — Chaque jour une ou deux fois, injection sous-cutanée de *un demi-centimètre cube* la première fois, de un centimètre cube la seconde, puis de deux centimètres cubes les fois suivantes. En général 30 à 36 injections suffisent pour amener la disparition des accidents.

Une autre solution ne diffère de celle-ci que par les proportions respectives du sublimé et du chlorure de sodium :

Sublimé.............	0.50 à 2 gr. (en moyenne 1 gr.).
Chlorure de sodium...	3 à 5 grammes.
Eau distillée,........	100 grammes.

(G. BACELLI.)

DOSES. — Progressivement de 1 milligramme de sublimé à 0,005. On doit toujours tâter au début la susceptibilité de chaque sujet.

Technique. — On met sur le bras au-dessus du coude une ligature comme pour la saignée, pour faire saillir les veines superficielles de la région. On choisit une veine bien visible.

On fait la désinfection du lieu d'élection pour l'injection, soit, après savonnage, par un lavage à la solution de sublimé à 1 p. 1000, soit à l'acide phénique à 5 p. 100.

D'un autre côté, on a stérilisé par l'ébullition dans l'eau, l'aiguille qu'on doit faire pénétrer dans la veine.

On la plonge directement dans le vaisseau gonflé. Il doit sortir, par l'orifice resté au dehors, quelques gouttelettes de sang, qui donnent l'assurance que l'aiguille a bien pénétré dans la veine.

On adapte bien exactement le corps de la seringue rempli de la solution sur l'aiguille. On veille à ne pas faire entrer d'air. Du reste, on n'a pas eu d'accidents dans ce sens.

On retire le lien constricteur, puis l'on pousse l'injection, très lentement, goutte à goutte.

On retire aiguille et seringue d'un seul coup.

Un petit pansement antiseptique est placé au niveau de la piqûre. Il peut consister simplement en un tampon d'ouate antiseptique. Le collodion ne présente aucun avantage.

Parfois on observe une légère extravasation sanguine autour de la veine ; mais la résorption s'en fait en quelque temps sans incident notable. La même veine peut servir plusieurs fois de suite à l'injection, dans un cas 76 fois (Jemma).

Les mesures d'antisepsie doivent complètement mettre à l'abri de toute complication, abcès, lymphangite ou autre.

On doit n'employer que des solutions fraîchement préparées et pas trop concentrées à 1 p. 1000 et au

maximum à 1/500 dans les cas où l'on est forcé
d'injecter des doses copieuses.

Accidents. — On peut manquer la veine. Cette
erreur est indiquée par l'absence d'écoulement de
sang par l'aiguille. On en est quitte pour faire une
seconde ponction.

L'ecchymose qui peut succéder à la piqûre de la
veine ne peut guère compter comme un accident
bien redoutable.

La stomatite pourrait s'observer, ou bien la salivation (Jemma) ; on a de même rapporté des cas
d'albuminurie.

Ce qu'on note plus spécialement c'est de la polyurie avec augmentation de l'urée, comme dans les
injections sous-cutanées en général.

Indications spéciales. — Les injections intraveineuses sont indiquées dans la *syphilis* rebelle au traitement habituel, dans la *syphilis grave* à lésions
avancées, et dans la *syphilis phagédénique* et en
général lorsqu'on a besoin de frapper vite et fort.

On peut lorsque le branle a été donné par les
injections intraveineuses, continuer le traitement
par les méthodes ordinaires.

En dehors de la syphilis, on a tenté d'étendre
l'emploi des injections mercurielles intraveineuses,
dans la *fièvre typhoïde*, le *rhumatisme*, l'*érysipèle*, la
tuberculose (Jemma), sans qu'il en soit résulté un
grand bénéfice pour les malades ainsi traités.

Contre-indications. —Dans la syphilis d'apparence
bénigne, s'il n'y a pas contre-indication absolue, il y
a tout au moins inutilité.

L'albuminurie commande de s'abstenir d'un traitement aussi rapide.

Injections intraveineuses de sérum artificiel
(p. 189).

Injections sous-cutanées antibacillaires. — Principe de la méthode. — Pour ménager les voies digestives, dont le bon fonctionnement a tant d'importance, dans les affections thoraciques en particulier, on a pensé à faire pénétrer les médicaments par la voie sous-cutanée.

Nature des médicaments, dosage. — Un des premiers antiseptiques mis en usage a été l'acide phénique (Filleau) à 2 p. 100 dans la glycérine, dont on injecte 5 centimètres cubes, la créosote à 2 p. 100.

Plus récemment on a surtout eu recours au gaïacol, à l'iodoforme et à l'essence d'eucalyptus, le plus souvent associés :

> Eucalyptol........................ 1 gramme.
> Vaseline liquide stérilisée........... 4   —
>
> (Alb. Meunier.)

Pour une injection, deux par jour.

> Iodoforme...................... 2 grammes,
> Eucalyptol...................... 20   —
> Vaseline liquide stérilisée ou huile
>   d'amandes douces stérilisée...... 100   —

5 centimètres cubes par injection quotidienne.

> Aristol........................... 1 à 15 grammes.
> Huile d'amande douces stérilisée q. s. pour faire 100 grammes.

Chaque jour une injection de 1 centimètre cube (Huchard, Grondzewa).

Ces injections provoquent de la douleur.

> Gaïacol........................ 0.25 centigr.
> Iodoforme...................... 0.05   —
> Huile d'amandes douces stérilisée q. s. pour 5 cen
>   timètres cubes (dans un flacon noir).
>
> (Ch. Leroux.)

Cette dose journalière de 5 centimètres cubes convient pour les enfants.

Lieu d'élection. — L'injection se fait dans les muscles, profondément.

On masse après l'injection. La région fessière remplit les conditions nécessaires.

Effets. — A. *Locaux*. — L'injection s'accompagne d'une certaine réaction, d'autant moindre qu'on a pénétré plus profondément. On peut, pour prévenir la douleur, faire une injection de morphine.

B. *Généraux*. — Amoindrissement de l'expectoration, de la fièvre, amélioration de l'état général, augmentation du poids. Présence des substances médicamenteuses dans les crachats, dans l'air expiré, dans les urines, dans les sueurs.

Avec certaines substances, avec l'acide phénique, même pur, il faut surveiller l'intoxication.

Indications. — Ces injections s'adressent surtout à la *tuberculose ;* elles peuvent s'appliquer dans tous les états infectieux du poumon, *gangrène pulmonaire ; dilatation bronchique ; pleurésie purulente ; abcès du poumon ; bronchite fétide ; gangrène des extrémités bronchiques.*

Injections sous-cutanées et intraveineuses de quinine. — Principe de la méthode. — Éviter aux voies digestives l'irritation causée par les sels de quinine et aussi supprimer aux malades la saveur amère du médicament.

Nature des médicaments.. — Pour les injections sous-cutanées de quinine, on a employé le sulfate soubilisé par l'eau de Rabel, le lactate, etc., préparations irritantes.

Doses. — On a recours aujourd'hui de préférence aux sels solubles.

Chlorhydrate de quinine	0.40	centigr.
Glycérine	0.40	—
Eau	0.60	—

7.

Solution un peu faible pour la quantité d'eau à injecter.

Chlorhydrate de quinine............:...... 1 gramme.
Chlorure de sodium.............. 0.75 milligr.
Eau q. s. pour.............,........ 100 grammes.

Cette solution est même employée en injections intraveineuses (Bacelli) de 0,05, 0,3 à 1 gramme.

Chlorhydrate de quinine....... 0.5 à 1 gramme.
Glycérine...................
Eau....................... } 2 grammes.

(KOBNER.)

Pour une injection sous-cutanée, à renouveler plusieurs fois dans la même journée.

Au chlorhydrate MM. de Beurmann et Villejean ont substitué le bichlorhydrate, beaucoup plus soluble.

Bichlorhydrate de quinine......... 5 grammes.
Eau q. s. pour.................. 10 cc.

(DE BEURMANN et VILLEJEAN.)

On peut injecter 50 centigrammes en une seule fois.

Le chlorhydrosulfate a été recommandé par M. Laborde.

Chlorhydrosulfate................ .. 5 grammes.
Eau q. s. pour.................. 10 cent. cubes.

On pourrait avantageusement se servir de solution de fluoborate de quinine (Thompson).

LIEU D'ÉLECTION. — L'espace interscapulaire, les lombes, les flancs.

MODE D'ACTION. — Injectés sous la peau ou introduits directement dans le sang par les veines, les sels de quinine pénètrent ainsi immédiatement dans la circulation et peuvent agir avec grande rapidité.

EFFETS. — Les effets sont ceux des sels de quinine,

pris par la voie stomacale, mais plus actifs et plus prompts.

INCONVÉNENTS. — Il peut y avoir des hémorragies gastro-intestinales (Piskoris, d'Athènes).

INDICATIONS. — On réservera les injections sous-cutanées et surtout les intraveineuses pour les cas graves d'*impaludisme avec accidents nerveux*, accidents ataxo-adynamiques, coma, délire, fièvre intense. On pourra recourir à cette médication dans toutes les maladies fébriles, *fièvre typhoïde, rougeole, scarlatine, bronchopneumonie*, dans lesquelles l'administration de la quinine s'impose, lorsqu'il y aura contre-indication ou impossibilité à faire pénétrer le médicament par la voie buccale, chez les enfants par exemple.

L'indication apparaît encore toutes les fois qu'il y a *urgence à agir vite*.

On a étendu l'application des injections sous-cutanées de quinine à la *coqueluche*.

Injections sous-cutanées. — Antibacillaires (p. 116); aristol (p. 116) ; benzoate de mercure (p. 129); biiodure de mercure (p. 130); calomel (p. 121) ; créosote (p. 116, 132) ; eucalyptus (p. 116); fluoborate de quinine, etc. (p. 118) ; gaïacol (p. 116) ; glycérophosphates (p. 100) ; iodure de sodium (p. 131) ; iodure de potassium (p. 131) ; iodoforme (p. 116); iodol (p. 139); massives ou méthode de Burlureaux (p. 132) ; mercure (p. 126); néphrine (p. 169) ; nitrate d'argent (abcès de fixation) (p. 9); ovairine (p. 173); oxyde jaune de mercure (p. 125) ; phénate de mercure (p. 128) ; salicylate de mercure (p. 127); spermine (p. 222); sozoïdolate de mercure (p. 130); térébenthine (abcès de fixation) (p. 9); thymolate de mercure (p. 128) ; de sang, hémothérapie (p. 135); ferrugineux (p. 97); antisyphilitiques (p. 120);

sels de quinine (p. 117) ; sels mercuriels insolubles
(p. 121) ; sels mercuriels solubles (p. 129); séquardine (p. 184); sérum antidiphtérique (p. 198) ;
sérum anticholérique (p. 197) ; sérum antipneumonique (p. 209) ; sérum antistreptococcique (p. 206) ;
sérum antituberculeux (p. 212) ; animal (p. 212);
humain (p. 218); tuberculine (p. 219); sérum anti-
typhique (p. 220); sérum antivariolique (p. 221);
sérum artificiel (p. 189); suc médullaire (p. 225);
suc thyroïdien (p. 228); transfusion nerveuse
(p. 238).

Injections sous-cutanées antisyphilitiques. — Si
en dehors du brome, du cuivre, de l'or, etc., médications d'exception, notre arsenal pharmaceutique ne
s'est pas enrichi de substances vraiment nouvelles,
nous avons assisté à l'éclosion de composés mercuriels
ou iodurés, nouveaux soit en chimie, soit en thérapeutique.

D'un autre côté, on a cherché à introduire les
agents médicamenteux par des voies ou des moyens
inusités ou peu usités jusque-là, telles les injections
sous-cutanées, les applications externes, emplâtres
ou autres.

Si le besoin de ces nouveautés ne se fait pas absolument sentir, elles peuvent dans un certain nombre
de cas ou dans certaines circonstances être d'un
précieux secours pour le praticien, lorsque les méthodes classiques échouent.

On reproche aux préparations mercurielles leur
toxicité indéniable et leur action nocive sur les muqueuses de la bouche, de l'estomac et de l'intestin.
La susceptibilité, parfois spéciale, iodiosyncrasique,
de certains malades rend souvent le rôle du médecin
bien difficile, et c'est alors qu'il apprécie l'existence de
composés d'un usage moins courant que ceux de la

thérapeutique habituelle, et des méthodes d'exception qui constituent une ressource précieuse.

PRINCIPE DE LA MÉTHODE. — Il ne s'agit pas d'une méthode nouvelle, mais de l'administration de préparations antisyphilitiques et en particulier des préparations mercurielles par une voie autre que la voie buccale. On fait bénéficier les malades des avantages que les injections sous-cutanées présentent par leur rapidité d'action sur tout autre mode de traitement.

NATURE DES AGENTS MÉDICAMENTEUX. — Pour les injections hypodermiques, on a recours soit à des préparations mercurielles insolubles, soit à des préparations solubles.

On a aussi fait quelques essais d'injections hypodermiques d'autres substances, comme l'iodure de potassium (p. 131) ou l'iodol (p. 139).

A. Sels mercuriels insolubles. — Avec ces préparations, on introduit sous la peau ou mieux dans les muscles une provision de substance active destinée à l'absorption lente et continue. C'est le traitement permanent.

a. Calomel. — Voici les formules employées par les différents auteurs :

Calomel à la vapeur............... 1 gramme.
Huile d'olive pure stérilisée........ 10 —

(NEISSER.)

Ou cette autre formule :

Calomel à la vapeur............... 1.50
Huile de vaseline stérilisée......... 15 grammes.

(BALZER et CORRE.)

On peut encore préparer le mélange suivant :

Calomel à la vapeur............... 1 gramme.
Glycérine neutre.................. 10 —

(KALT.)

Mode d'administration, technique. — La technique est celle de toutes les injections hypodermiques: antisepsie de la région choisie pour l'injection (savonnage de la peau, lavage à l'alcool, au sublimé à 1 p. 1000), stérilisation de la seringue et de l'aiguille, par l'ébullition dans l'eau pure ou chargée de soude. Pour l'emploi, les solutions seront toujours maintenues dans un état parfait d'asepsie (petites provisions, prélèvement de la quantité nécessaire à l'injection sans puiser directement dans le flacon, ne jamais y reverser un reste). Avec les aiguilles en platine iridié, on peut stériliser par le passage dans une flamme.

Pour s'assurer, précaution indispensable, qu'on ne fera pas pénétrer la solution dans une veine, on enfoncera d'abord l'aiguille. S'il ne sort pas de sang, on peut avoir la certitude qu'on ne l'a pas introduite dans un vaisseau.

Pour les injections de sels insolubles, il est préférable de faire des injections intramusculaires. A cet effet, sans faire de plis à la peau, on plante directement la fine aiguille, présentée perpendiculairement à la peau, jusqu'à sa monture. On y adapte ensuite le corps de la seringue rempli du mélange à injecter, on pousse lentement le piston et lorsqu'on a fait pénétrer la quantité voulue, on retire d'un seul coup et rapidement, la seringue et l'aiguille en même temps.

On n'a besoin de faire aucun pansement; si l'on veut, on protège la piqûre avec un peu d'ouate.

Lieux d'injection. — On choisit de préférence les régions à muscles abondants, région fessière, région lombaire.

Dosage. — En général on se contente d'injecter une dose de calomel égale à 10 centigrammes ou même seulement à 5 centigrammes. On renouvelle l'injection tous les 15 à 20 jours.

MODE D'ACTION. — Sinon qu'on obtient une action
permanente, qu'on crée pour ainsi dire une source mercurielle à demeure, on n'obtient pas par cette méthode
d'action spéciale différente de celle des préparations
mercurielles prises par tout autre moyen.

EFFETS THÉRAPEUTIQUES. — On remarque souvent
par les injections des effets plus rapides que par tout
autre méthode.

INCONVÉNIENTS, ACCIDENTS. — L'introduction des sels
insolubles dans l'organisme par la voie sous-cutanée
ou intramusculaire demande une certaine surveil-
lance, pour n'avoir pas d'accidents à redouter.

Les malades accusent un peu de douleur, mais de
durée *en général assez courte ;* exceptionnellement très
longue, deux mois dans un cas de M. Leloir et Taver-
nier. L'adjonction de cocaïne ou de morphine dans
la formule n'a pas semblé prévaloir, par suite de son
inefficacité ou de ses inconvénients.

Quelquefois, on note de l'empâtement.

La douleur tolérable en somme ne constitue qu'un
inconvénient ; la formation de nodus ou d'infiltration
de même.

Lorsqu'on voit survenir des abcès, on peut affirmer
l'existence d'une négligence dans les précautions
d'antisepsie. On doit donc pouvoir éviter cette complication.

Malgré tout le calomel donne des réactions locales
assez accusées.

L'introduction d'air, celle d'huile dans les veines
et l'embolie pulmonaire qui en serait la conséquence
peuvent s'éviter, comme nous l'avons indiqué, par la
petite manœuvre qui consiste à mettre d'avance l'aiguille seule en place, et de n'ajuster la seringue
qu'après.

Il ne faut pas oublier que l'on a noté la néphrite
consécutivement à l'emploi des sels insolubles. Il est

vrai que cette complication n'est pas le propre du mode d'administration, mais de la nature de l'agent médicamenteux, du mercure et de ses diverses préparations.

On a eu à enregistrer des cas de mort (Kaposi) par suite d'accumulation de doses, tout à coup remises en circulation.

APPLICATIONS THÉRAPEUTIQUES. — C'est exclusivement dans la syphilis que l'on a employé les sels insolubles de mercure par injections intramusculaires et le calomel en particulier ; mais spécialement dans les cas suivants :

Chancre avec induration volumineuse (Cheminade).

Accidents secondaires rebelles (Cheminade).

Syphilis tardive (Smirnoff).

Mauvais état des voies digestives.

Maladie intercurrente exigeant déjà une autre médication interne.

RÉSULTATS. — A. *Locaux.* — A la suite du traitement intensif, qu'est la méthode d'injections sous-cutanées, on constate au bout d'un certain temps, l'effacement et la disparition des manifestations locales de la syphilis sur la peau et les muqueuses, papules, éruptions diverses de syphilides, l'arrêt des phénomènes d'ulcération, la réparation lente, mais progressive des nécroses et des lésions ostéo-articulaires, la régression des gommes viscérales, foie, cerveau.

Les injections sous-cutanées de préparations mercurielles agissent donc puissamment sur toutes les lésions.

B. *Généraux.* — La méthode aurait aussi une grande valeur comme moyen curatif de la diathèse. Elle aurait prise sur le virus syphilitique, de telle sorte qu'après ce traitement, prolongé comme il convient, on aurait une assez grande sécurité contre les récidives toujours possibles avec la vérole. L'action générale invisible ne vaudrait pas moins que l'action locale, tangible.

CONTRE-INDICATIONS.—Néphrite existante; périostites déjà traitées. (Smirnoff.)

Les détails que nous venons de donner à propos de l'emploi du calomel, comme type des injections de sels insolubles, nous permettent de passer plus rapidement en revue les autres préparations insolubles mises en usage, dans un même but thérapeutique.

b. **Oxyde jaune.** — On a employé les mélanges suivants :

> Oxyde jaune.................... 1 gramme.
> Gomme arabique................ 0.25
> Eau distillée stérilisée........... 30 grammes.
>
> (DR WATRAZEWSKI.)
>
> Oxyde jaune.................... 1 gramme.
> Huile de vaseline................ 12 grammes.
>
> (LELOIR et TAVERNIER.)
> ou 10 (GALLIOT.)

DOSES. — 10 centigrammes d'oxyde jaune ou 5 centigrammes seulement ; une injection par semaine le premier mois, une tous les mois pendant deux ans (Galliot).

EFFETS. — L'oxyde jaune serait moins douloureux, à réaction inflammatoire moins vive que le calomel.

INDICATIONS SPÉCIALES. — Ces préparations modifieraient d'une façon spéciale et rapidement :

L'ecthyma rebelle aux autres traitements ; les gommes cutanées ou muqueuses, les manifestations cérébrales de la syphilis.

En même temps que ces injections, il faut éviter de donner l'iodure de potassium. La formation de biiodure de mercure qui s'ensuit produit des eschares, des dermatites. (Galliot.)

c. **Mercure métallique, huile grise.**

Mercure métallique purifié........	5 grammes.
Lanoline........................	
Huile d'olive....................	4 —

(LANG.)

10 à 15 centigrammes, tous les 5 à 7 jours, en deux endroits.

Mercure purifié..................	20 grammes.
Teinture éthérée de benjoin........	5 —
Vaseline liquide.................	40 —

(NEISSER.)

5 à 10 centigrammes tous les 8 jours.

Voulant comme Neisser éviter les corps gras, Balzer et Brousse conseillent de procéder de la façon suivante :

« On prend d'abord : éther sulfurique, 40 gr. ; benzine 2 gr. ; après dissolution et filtration on ajoute vaseline liquide 15 gr. Puis on prend 20 gr. de mercure purifié et on y incorpore 5 à 6 gr. de la préparation éthérée. On agite vigoureusement, pour réduire le mercure. Après repos, on décante et on agite de nouveau jusqu'à ce que le mercure soit très divisé. Puis on ajoute 30 à 35 gr. d'huile de vaseline ordinaire. On triture dans un mortier en ayant soin de laver le flacon avec de l'éther, puis, au bout d'une demi-heure, on laisse reposer. Il se forme deux couches dont la supérieure contient du mercure très divisé que l'on peut séparer; dans l'autre, le mercure a besoin d'être de nouveau trituré. On agit de même jusqu'à ce que tout le métal soit réduit en parties fines et on obtient un produit demi-fluide, de couleur gris ardoise. On doit agiter la préparation au moment de l'utiliser, et une seringue de Pravaz de $1^{cc},6$ contient 36 centigrammes de Hg. La préparation demande quatre à cinq heures. »

M. Brousse préconise la préparation suivante, facile à faire :

Mercure purifié...................... 20 grammes.
Lanoline.......................... 5   —
Vaseline liquide.................. 35   —

Injecter 0ᶜᶜ,10 chaque fois.

On s'est adressé aussi à des combinaisons moins courantes au *salicylate*, au *thymolate*, au *phénate* mercuriel, produits dont le défaut principal consiste à n'être pas absolument définis.

Salicylate de mercure............. 0,20
Mucilage et gomme arabique....... 0,30
Eau distillée..................... 60 grammes.

(SzADBK.

Hahn (de Bonn) conseille une autre préparation :

Salicylate d'hydrargyre........... 1 gr. 50
Paraffine liquide................ 15 centigr.

DOSE.—6 centigrammes de salicylate (1/2 centimètre cube de la solution par séance); une injection tous les 4 jours.

Plumert a employé la formule suivante :

Salicylate d'hydrargyre............ } 4 centigr.
Carbonate de potassium........... }
Eau distillée..................... 10 grammes.

Et Lezius :

Salicylate de mercure............ 1 gramme.
Vaseline liquide......... 10   —

Injecter toutes les semaines une seringue de Pravaz, c'est-à-dire 1 centigramme de salicylate.

Salicylate de mercure............. 1 gramme.
Paraffine......................... 10   —

(BLASHKO.)

Cette formule peut donner lieu à des craintes d'embolie pulmonaire.

Pour Endlitz, le salicylate peut être prescrit à la dose de 5 à 10 centigrammes par semaine, d'après la formule suivante :

<blockquote>
Salicylate de mercure.............   1 gramme.
Huile de vaseline.................   10   —
</blockquote>

Le salicylate de mercure serait peu douloureux.

Thymolate mercurique.

<blockquote>
Thymol mercurique.................   1 partie.
Paraffine liquide....................   10 parties.
</blockquote>

(WELANDER.)

Dose. — On fait une injection de 5 à 10 centigrammes toutes les semaines.

d. Phénate. — Le sel pur donne de la douleur [(Jadassohn et Zeitig). Le phénate employé se prépare ainsi :

On précipite 271 parties de bichlorure de mercure en solution aqueuse par 132 parties de phénate de potasse cristallisé, on lave le précipité rouge orange qui n'a pas d'odeur de phénol (Gamberini). Ce phénate ainsi préparé renferme 50 p. 100 de Hg. (Watraszewski.)

<blockquote>
Phénate de mercure.............   2 grammes.
Mucilage de gomme arabique.....   4   —
Eau distillée....................   100   —
</blockquote>

(SCHADEK.)

Agitez le liquide avant l'injection.

Dose. — 2 centigrammes (Hoppel).

Remarque. — On a recherché dans ces nouvelles préparations des substances dénuées de quelques-uns des inconvénients des préparations mercurielles, comme la toxicité, l'irritation locale, la stomatite.

Quelques-unes semblent en effet être mieux tolérées; toutefois, comme c'est surtout le mercure l'agent à incriminer et qu'on ne change pas de métal, malgré les multiples combinaisons expérimentées, on n'obtient que des atténuations dans les inconvénients, mais non leur disparition absolue. Cet avantage compense peu le désavantage de s'adresser à des mélanges peu définis et à des substances qui ne sont pas d'une pratique courante et dont les pharmaciens peuvent ne pas être approvisionnés en dehors des grandes villes.

B. **Sels mercuriels solubles.** — PRINCIPE DE LA MÉTHODE. — Les préparations insolubles forment au lieu d'injection un dépôt de substance toxique parfois dangereuse; la substitution de sels solubles permet de ne faire entrer que la quantité voulue.

NATURE DU MÉDICAMENT ET DOSAGE. — La liste des mercuriaux capables de s'injecter sous la peau comprend un assez grand nombre de sels.

a. **Sublimé.** — Une des formules courantes est la suivante :

Sublimé......................	0.60 centigr.
Chlorure de sodium............	0.60 —
Eau distillée stérilisée..........	100 grammes.

DOSES. — Injecter d'abord le cinquième ou le quart pour tâter la sensibilité.

Une solution analogue a été injectée dans le *choléra*, profondément dans les muscles.

b. **Benzoate, sozoïodolate de mercure.** — Parmi les composés nouveaux du mercure, on ordonne, de

préférence, à l'étranger surtout, le *benzoate de mercure* et le *sozoïodolate* ou orthoxylphényl sulfite de
mercure.

Benzoate de mercure.............	0.25 centigr.
Chlorure de sodium..............	0.06 —
Eau distillée.	30 grammes.

Une injection chaque jour d'un centimètre cube.

Sozoïodolate de mercure..........	0.80 centigr.
Iodure de potassium..............	1.60 —
Eau distillée....................	10 grammes.

Tous les 5 jours une injection. d'un centimètre
cube.

c. **Biiodure de mercure.** — On prescrit aussi parmi
les composés mercuriques le *biiodure de mercure*.

Biiodure de mercure..............	0.04 centigr.
Huile d'olive stérilisée............	10 grammes.

(PANAS.)

DOSE. — Une seringue, c'est-à-dire 4 milligrammes
par jour, représente la quantité qu'on injecte en
une fois.

Cette préparation a surtout été mise en usage par
les ophtalmologistes.

Elle serait peu douloureuse. Des nodules se forment
quelque temps à l'endroit de l'injection.

Il vaut mieux faire les injections tous les jours que
trois fois par semaine et même dans les cas graves
deux seringues par jour; ne les faire jamais qu'intramusculaires dans les fesses et, malgré la guérison de
l'affection oculaire et l'usage consécutif de l'iodure
de potassium, ne pas hésiter à les faire une autre fois
dans l'année, c'est-à-dire deux cures annuelles de
30 injections pour pouvoir se passer d'un autre trai-
ment mercuriel. (Gabriclidès.)

Injections sous-cutanées d'iodures (Arcari). —
PRINCIPE DE LA MÉTHODE. — Les iodures administrés
à l'intérieur sont irritants pour le tube digestif. La
voie sous-cutanée n'a pas ce désavantage.

NATURE DU MÉDICAMENT.—L'iodure de sodium en solution stérilisée s'emploie ainsi, celui de potassium aussi.

MODE D'ADMINISTRATION. — On injecte la préparation
soit sous la peau, soit profondément dans les muscles.

LIEUX D'ÉLECTION. — La masse sacro-lombaire, le
fessier pour les injections profondes, la cuisse, l'abdomen pour les sous-cutanées, conviennent le mieux.

DOSES. — On en prescrit de 30 centigrammes à un
gramme par jour, et au besoin de plus fortes doses.

EFFETS. — A. *Locaux*. — Au niveau de la piqûre il
se fait peu de réaction et la douleur reste supportable.

B. *Généraux*. — L'élimination de l'iodure peut
servir au pronostic et à la direction du traitement.

Dans les cas graves, il y a élimination rapide par
l'urine, dans les syphilis légères, l'iodure apparaît
dans l'urine, mais plus lentement et en plus petite
quantité.

INDICATIONS. — Lorsqu'à la période tertiaire de la
syphilis, les lésions se présentent avec une *allure
grave*, syphilis cérébrale, gommes multiples, lorsqu'il
faut *agir très rapidement*, lorsque l'iodure demande à
être prescrit à *hautes doses*, les injections sous-cutanées sont de mise.

**Injections sous-cutanées massives par la méthode
de Burlureaux ou créosotée intensive**. — PRINCIPE DE
LA MÉTHODE. — De tous les médicaments actifs contre
la tuberculose, la créosote et ses dérivés, le gaïcol
par exemple, constituent des substances d'une valeur
incontestable. Comme tous les antiseptiques, ils demandent une dose assez élevée pour donner leur
maximum d'effet. Cette condition ne va pas sans une

certaine intolérance gastrique. C'est pour obvier à cet inconvénient, que M. Burlureaux a proposé la voie sous-cutanée. Mais sa méthode ne consiste pas seulement en injections hypodermiques, il y ajoute la quantité de l'injection.

Par les injections sous-cutanées massives (Gimbert, Burlureaux), le but qu'on poursuit avec les substances antiseptiques, bactéricides pour le bacille tuberculeux, est de rendre l'organisme réfractaire à la pullulation du microbe pathogène.

On a objecté que les parties malades par suite de l'atrophie des vaisseaux à leur niveau, ne laissaient pas pénétrer le médicament dans les foyers tuberculeux. En tous cas, comme Peter l'a fait remarquer, l'imprégnation des parties saines forme une barrière à l'extension des bacilles.

NATURE DU MÉDICAMENT. — Le médicament est représenté par la créosote véhiculée dans l'huile ordinaire ou d'huile de foie de morue. Cela fait un traitement complet de la tuberculose.

On pourrait penser injecter ainsi d'autres médicaments, pourvu qu'ils remplissent les conditions d'inocuité locale et générale.

Dans la formule de M. Burlureaux, la proportion des composants est la suivante :

Créosote du hêtre.................. 10 grammes.
Huile vierge stérilisée............ 150 —

ou bien :

Créosote du hêtre..........,..... 5 grammes.
Huile de pied de bœuf............ 95 cc.

(PERRIN, de Bordeaux.)

L'huile de foie de morue peut aussi servir de véhicule.

MODE D'ADMINISTRATION. APPAREIL. — Pour arriver à faire passer sous la peau de grandes quantités de liquide, on se sert d'un appareil à pression continue, c'est-à-dire d'une sorte de récipient (fig. 3); basé sur le principe du manomètre.

L'appareil de M. Burlureaux se compose d'un réci-

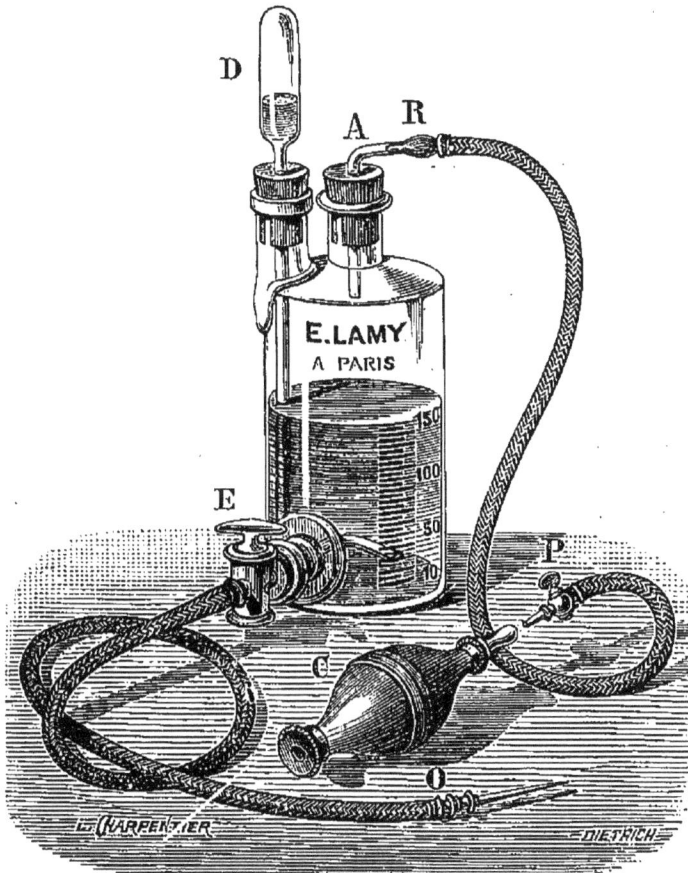

Fig. 3. — Appareil de M. Burlureaux.

pient, dans lequel on peut faire augmenter la pression à l'aide d'un tube en caoutchouc munie d'une poire foulante. On peut aussi se servir d'un appareil manométrique.

Un tube en forme de J se termine, vers sa grande

H. GILLET. — Méd. Nouv.   8

branche, par le réservoir qui contient la solution, par sa petite branche, par un tube en caoutchouc ajusté à une aiguille creuse, destinée à pénétrer sous la peau. Un robinet permet de faire pénétrer le liquide ou d'arrêter sa marche.

TECHNIQUE. — La peau est nettoyée par un savonnage, et antisepsiée par un lavage à l'alcool et au sublimé à 1 p. 1000.

L'aiguille détachée de l'appareil a été stérilisée préalablement et sa pointe vérifiée. D'un coup sec, la main, tenant l'instrument comme une plume à écrire, ou dans le creux de la main, l'enfonce sous la peau. On doit éviter les vaisseaux, par conséquent, il ne doit pas sortir de sang par l'aiguille. Ce point acquis, on ajuste le tuyau et l'on laisse l'écoulement se faire lentement.

LIEUX D'ÉLECTION. — On choisit en général la région du dos et les régions à tissu cellulaire lâche.

DOSE. — On injecte chaque fois de 60 à 250 centimètres cubes. L'injection demande une demi-heure à une heure. Il n'y a qu'avantage à ne rien hâter.

MODE D'ACTION. — C'est celui de la médication créosotée.

EFFETS. — A. *Locaux.* — Immédiatement il y a un peu de douleur, de tension.

B. *Généraux.* — Il se produit comme une saturation créosotée. Le médicament s'élimine par la peau, par les reins, par les poumons.

ACCIDENTS. — A. *Locaux.* — On observe des altérations de la peau, depuis la plaque d'érythème, la lymphangite réticulaire, l'abcès, la gangrène.

B. *Généraux.* — Des tendances à l'intoxication.

INDICATIONS. — C'est presque exclusivement à la *tuberculose pulmonaire* qu'on a appliqué cette nouvelle méthode. Dans le *lupus*, qui n'est qu'une forme de tuberculose de la peau, dans les *adénites tuberculeuses*, le traitement s'applique pour prévenir la généralisation et surtout la localisation pulmonaire.

On peut y recourir, soit lorsqu'il y a *intolérance gastrique* absolue, soit lorsqu'on juge nécessaire un traitement intensif.

La *gangrène pulmonaire*, la *bronchite fétide*, pourraient tirer avantage de cette administration de la créosote, ainsi que toutes les affections que nous avons citées précédemment comme ressortissant à l'antisepsie pulmonaire par voie interne.

Injections sous-cutanées de sang, hémothérapie, transfusion sous-cutanée. — Principe de la méthode. Par l'hémothérapie on cherche à remplacer la transfusion intraveineuse, difficile et délicate à exécuter, par l'injection sous-cutanée, exempte de danger et efficace.

Nature de l'agent thérapeutique. — On emploie de préférence le sang humain (Ziemssen), le sang d'un animal pourrait convenir aussi, du chien (De (Dominici), de l'agneau (Hasse), par exemple.

Préparation. — Lorsqu'on veut prélever du sang à un individu, on s'assure d'une façon certaine de l'état de sang actuel et antérieur du sujet, on rejetterait impitoyablement tout syphilitique, tout tuberculeux, etc.

Si l'on opère sur un animal, on recherche l'absence de tuberculose, de morve, de rage.

La région choisie pour le prélèvement du sang, la veine médiane céphalique au pli du coude, chez l'homme, sera désinfectée d'une façon soigneuse, ainsi que tous les instruments qui doivent servir à là petite opération.

On incise la veine même à la lancette, on reçoit le sang dans un récipient stérilisé et on le fouette à l'aide d'une baguette bien désinfectée.

Quand on a retiré de 200 à 300 centimètres cubes, on

les porte dans un vase plongé dans un bain-marie chauffé d'une façon constante entre 37° et 40°, mais pas au-dessus; on fouette encore le sang, pour l'oxygéner le plus possible et le défibriner en même temps.

MODE D'ADMINISTRATION. — Pour injecter le sang sous la peau, on se sert d'une seringue stérilisable d'une contenance de 25 à 30 centimètres cubes.

Elle sera munie d'une longue et forte aiguille, en platine iridié de préférence, de la grosseur d'une canule n° 2 de l'aspirateur de Dieulafoy.

TECHNIQUE. — Il est préférable de donner le chloroforme au malade pour éviter la douleur.

De la main gauche, on prend la peau dont on fait un pli; de la droite, on tient la canule qu'on enfonce profondément à la base du pli dans le tissu cellulaire sous-cutané.

On s'assure qu'on n'est pas entré dans une veine, puis on pousse doucement l'injection.

Pendant que se fait l'injection, on pratique ou l'on fait pratiquer de fortes frictions pour faire cheminer le sang injecté sous la peau. Une onction de vaseline boriquée facilitera la manœuvre, qui constitue une des phases douloureuses du procédé.

LIEUX D'ÉLECTION. — On choisit comme région d'élection la peau de la face interne, antérieure et externe de la cuisse; on pourrait prendre la peau du dos. Dans tous les cas, on procède au préalable au nettoyage et à l'antisepsie de la région.

DOSES. — La quantité varie selon les cas. On a pu (Ziemssen) injecter jusqu'à 350 grammes, mais dans de telles conditions on a dû faire 14 injections. On peut se contenter dans le cas ordinaire de 2 à 3 seringues de 25 à 30 centimètres cubes.

Après l'injection, on met de la glace sur la région.

EFFETS. — A. *Locaux.* — 1° *Immédiats.* — Il y a de

la douleur, parfois assez durable, ce qui exige la chloroformisation et quelquefois le séjour au lit, 5 à 6 jours.

On note des ecchymoses, par suite de l'injection même et du massage.

2° *Éloignés*. — Parfois de la lymphangite, des phlegmons, même des points de sphacèle, des abcès; — l'antisepsie doit mettre à l'abri de ces accidents. Empâtement sous-cutané à long terme.

B. *Généraux*. — 1° *Avec le sang humain*. — a. *Immédiats*. — Retour de la connaissance, quelquefois accès fébrile, surtout avec les fortes doses, parfois avec 50 grammes, d'autres fois seulement à partir de 250 grammes.

b. *Ultérieurs et éloignés*. — Augmentation des globules, par suite du passage dans le sang des globules injectés.

Au bout de 12 heures, il y a des globules rouges injectés dans le canal thoracique; au bout de deux jours, dans la lymphe.

Augmentation de l'hémoglobine après 24 heures et de la proportion de fer dans le sang du malade injecté.

Coloration de la peau, des muqueuses.

2° *Avec le sang animal*. — Mêmes effets, à la différence près qu'il n'y a pas passage des globules rouges de l'animal dans le sang du malade.

Les globules de l'animal sont détruits, d'où parfois un peu d'hémoglobinémie et d'hémoglobinurie.

Mode d'action. — Les injections de sang agissent comme la transfusion, mais plus lentement.

Par le sérum injecté, il y a apport d'un élément tonique par les globules, d'un contingent producteur d'oxygène.

Indications. — Quoique répondant moins à l'urgence que la transfusion sanguine directe, la mé-

8.

thode sous-cutanée s'adresse de même aux *hémorragies* graves et abondantes, avec syncope menaçant la vie, quelle qu'en soit la cause.

On peut appliquer la méthode dans les *anémie* graves et dans tous les cas où l'on penserait à faire la transfusion et lorsqu'on n'aurait pas de raison suffisante pour tenter cette opération.

Instillations intratrachéales (Max Reichert). — PRINCIPE DE LA MÉTHODE. — C'est toujours l'antisepsie des voies respiratoires inférieures qu'on tente de réaliser, mais on va porter le médicament le plus loin possible dans l'arbre aérien.

NATURE DES MÉDICAMENTS. — On peut avoir recours à beaucoup d'antiseptiques, à la condition qu'ils ne soient pas caustiques.

Max Reichert donne la préférence à l'*eau de chaux*, au *chlorure de zinc* de 1 à 4 p. 100, à l'*essence d'eucalyptus*, à l'*acide salicylique*, au *thymol*.

ADMINISTRATION DES MÉDICAMENTS, TECHNIQUE. — Le liquide employé est introduit dans les bronches, au moyen d'une sonde en caoutchouc, une sonde à instillation quelconque, en passant par cathétérisme par le larynx. On pourrait arriver à acquérir l'habileté d'injecter à volonté dans la bronche d'un côté ou de l'autre.

MODE D'ACTION. — Il y a deux actions. Le médicament antiseptique stérilise les régions où il pénètre ; il les modifie aussi.

EFFETS. — A. *Locaux*. — La manœuvre, facile en somme, à moins de sujets tout à fait rebelles, n'amène qu'un peu de dyspnée et une sensation de cuisson dans le thorax.

Dilution des exsudats, facilité de l'expectoration par l'eau absorbée, voilà les résultats locaux.

B. *Généraux*. — Les effets généraux sont la conséquence des effets locaux ; mais il faut un certain temps pour les observer.

INCONVÉNIENTS. — Le cathétérisme laryngé peut se montrer pénible chez certains sujets.

INDICATIONS. — C'est dans la *tuberculose laryngée,* dans la *tuberculose pulmonaire* que la méthode peut donner des résultats.

Insufflations antiseptiques. — Antisepsie des voies digestives] et respiratoires supérieures (p. 16) ; insufflations nasales (p. 19).

Iodoforme. — Antisepsie des voies respiratoires inférieures (p. 26) ; inhalation (p. 26) ; injections intra-pulmonaires (p. 107) ; injections intratrachéales (p. 112) ; injections sous-cutanées antibacillaires (p. 116).

Iodol. — A. **Iodol dans la syphilis.** — PRINCIPE DE LA MÉTHODE. — Prescrire l'iodol comme succédané de l'iodure de potassium, c'est faire une substitution analogue à celle que l'on fait lorsqu'on remplace l'iodure de potassium par l'iodure de calcium.

NATURE DU MÉDICAMENT. — C'est un corps iodé en combinaison organique, que représente l'iodol.

DOSE. — On peut faire entrer dans les différentes préparations 2 à 4 grammes par jour.

EFFETS. — Sur l'iodure de potassium, l'iodol aurait l'avantage d'être mieux toléré par le tube digestif.

MODE D'ACTION. — A la fois composé iodé et corps antiseptique, l'iodol agit sur les productions syphilitiques à la façon de l'iodure. En plus, il ajoute ses propriétés bactéricides.

INDICATIONS. — Lorsque l'*iodure de potassium* est *mal supporté,* l'iodol peut rendre des services dans le traitement de la *syphilis.*

B. **Iodol dans l'antisepsie.** — Antisepsie des voies respiratoires supérieures et digestives (p. 19).

Iodure de potassium. — Injections intrapulmonaires (p. 107); injections antisyphilitiques (p. 131).

Iodure de sodium. — Injections antisyphilitiques (p. 131).

Irrigations antiseptiques. — Antisepsie des voies digestives et respiratoires supérieures (p. 16); gorge (p. 18); nez (p. 20).

Ivresse. — Lavage de l'estomac (p. 155).

Lactate de fer. — Ferrugineux par voie sous-cutanée (p. 97).

Lactique (acide). — Antisepsie intestinale (p. 41); antisepsie simple (p. 40); injections intraintestinales (p. 111).

Lait pasteurisé. — Principe de la méthode. — Permettre au lait, sans le stériliser, de ne pas s'altérer aussi vite qu'à l'état normal.

Mode de préparation. — On chauffe le lait rapidement à 60 et 70° et on le refroidit de même rapidement en le portant dans la glace.

Deux pasteurisations à quelques heures d'intervalle donnent un bien meilleur résultat. On sait que ce chauffage discontinu (Tyndall) peut même arriver à la stérilisation.

L'été, le lait des villes a subi en général ce traitement chez les industriels.

Le mode d'action de la pasteurisation consiste à tuer les bactéries adultes; les germes persistent,

mais avec une vitalité moindre. Un second chauffage
détruit les germes devenus adultes et ainsi de suite.

EFFETS. — La température de 60 à 70° suffit à éliminer le bacille lactique et les principes pathogènes.

INDICATIONS. — On donne le lait pasteurisé dans
les mêmes conditions que le lait stérilisé (p. 141).

Lait stérilisé. — Le lait stérilisé ne constitue pas
à proprement parler une médication, c'est plutôt un
mode d'alimentation. C'est en particulier le mode
d'allaitement artificiel le plus recommandable. Mais
ce régime a de tels rapports avec les maladies, en
particulier avec celles du tube digestif, qu'il se mêle
dans les ordonnances avec les prescriptions pharmaceutiques.

Du reste son importance mérite qu'on le connaisse.

PRINCIPE DE LA MÉTHODE. — Le lait, à moins qu'on le
recueille avec des précautions spéciales d'asepsie, parfaitement applicables à la traite journalière, mais malheureusement difficiles à faire entrer dans les mœurs
routinières des fermiers, est toujours livré souillé par
des germes bactériens, en particulier par le ferment
lactique. Mais à côté de cet organite qui empêche la
conservation du lait, il peut s'en rencontrer d'autres
plus ou moins dangereux, staphylocoques, bacille
tuberculeux, bacille typhique, bacterium coli-com-
mune, parmi ceux qu'on a le plus à craindre ; c'est
pour les détruire qu'on stérilise le lait.

MODE DE PRÉPARATION. — Le lait stérilisé se prépare
en grand soit industriellement, soit dans les établis-
sements, comme les maternités, les crèches, les dis-
pensaires d'enfants.

Le lait peut aussi se stériliser par ration journalière,
dans les familles.

Quel que soit le mode employé, on procède d'une
façon analogue. Il n'y a guère que les appareils qui

changent. Le liquide est soumis à une température de 100° à 104° au plus environ, sous pression de vapeur d'eau ; au-dessus de ces températures, la caséine s'altère, la digestibilité du lait diminue.

Si de cette manière on n'a pas un lait tout à fait privé de germes, on a détruit sûrement les germes pathogènes seuls dangereux.

PRÉPARATION INDUSTRIELLE OU EN GRAND. — On dispose un grand nombre de bouteilles de lait dans des chaudières sous pression de vapeur d'eau.

Les appareils en usage se composent, comme pièce principale, d'un vaste cylindre chauffé soit directement, soit par la vapeur. On peut obtenir dans ces machines plus de 110° et jusqu'à 3 atmosphères de pression. Une disposition permet de faire arriver de la vapeur d'eau sous pression.

Un autre modèle, comme celui qui sert à M. Budin dans son service de la Charité, consiste en un vaste bain-marie revêtu d'un couvercle. On n'a avec cet appareil guère plus de 100°, même 98 seulement et peu de pression.

PRÉPARATION FAMILIALE. — *A. Avec un appareil spécial.* — Parmi les appareils en usage, celui de Soxhlet, plus ou moins modifié par l'un ou par l'autre dans quelques-uns de ses détails (fig. 4 à 8), représente, en somme, l'appareil de choix.

Il se compose : 1° d'un récipient (bain-marie) allant au feu et muni d'un couvercle bien adapté (fig. 4) ; 2° d'un support ajusté au récipient et destiné à descendre les bouteilles ; 3° d'un système de bouchage (fig. 5, 6, 7 et 8).

B. Stérilisation sans appareil spécial. — On peut, avec un dispositif très simple et à peu de frais, réaliser la stérilisation à domicile d'après le procédé imaginé par le Dr Lédé et que je conseille dans les petits ménages. C'est aussi la pratique de M. Budin.

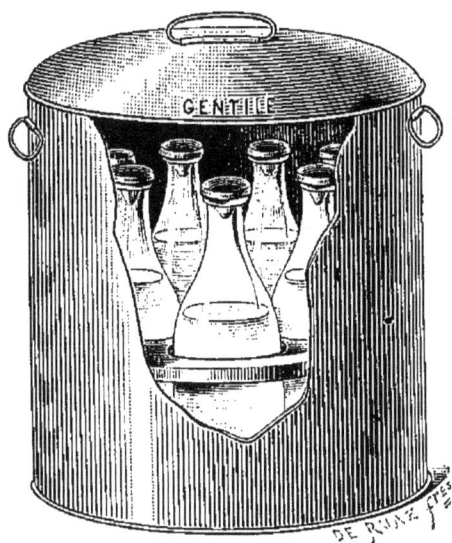

Fig. 4. — Bain-marie.

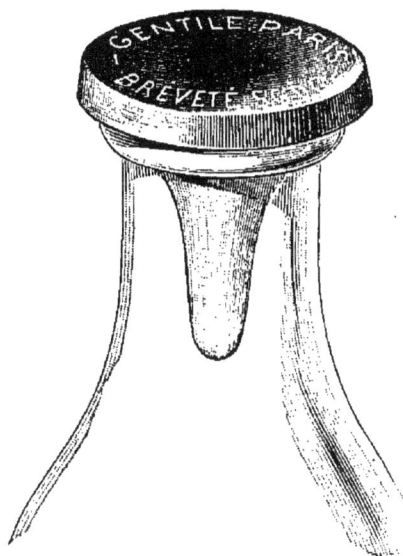

Fig. 5. — Obturateur automatique en pla...

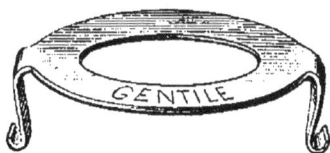

Fig. 6. — Armature.

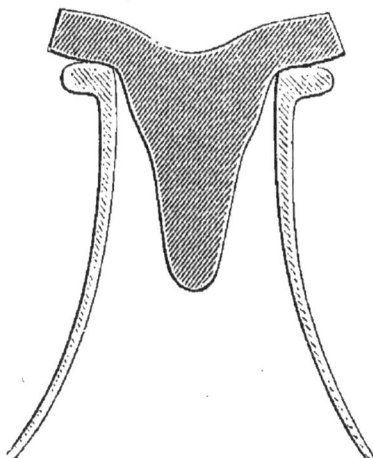

Fig. 7. — Obturateur déprimé.

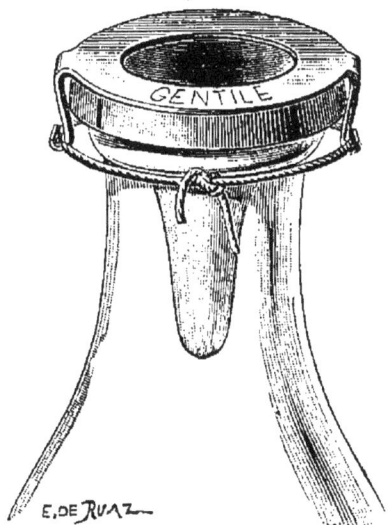

Fig. 8. — Obturateur ficelé.

Fig. 4 à 8. — Appareil de Soxhlet pour la stérilisation du lait.

Voici en substance le procédé, qui mérite par sa simplicité même une vulgarisation rapide :

Les objets nécessaires comprennent :

1° Une marmite avec son couvercle, un pot-au-feu quelconque à fond rond.

2° Un panier à verres en fil de fer, en fer-blanc ou en osier, en un mot un support aussi quelconque. Ici tout est quelconque, sauf la méthode. La seule condition exigée est qu'il puisse être introduit dans la marmite, et être maintenu au-dessus du fond de celle-ci, autrement, il faudrait interposer un trépied ou tout autre objet pour relever le panier à une certaine hauteur. Au besoin une simple couronne, faite avec de la sparterie, de la paille ou un tortillon de foin mis au fond de la marmite (Budin) suffira pour éloigner les bouteilles d'au-dessus du fond.

3° Autant de petites bouteilles que de tétées, une en plus au besoin, en cas d'accident, mais de capacité supérieure à la quantité de lait nécessaire.

4° Des bouchons en liège, ordinaires, mais de très bonne qualité, s'adaptant bien exactement aux bouteilles.

A la place des bouchons qu'on peut trouver partout, on pourra se procurer les capuchons en caoutchouc de M. Budin, ayant la forme des capsules métalliques qui ferment les bouteilles d'eaux minérales, ou bien encore des bouchons de caoutchouc en forme de champignons.

Voilà l'instrumentation et ses accessoires.

Voici la manœuvre de la stérilisation :

Chaque matin, la mère de famille, la nourrice à gage va chercher dans un pot bien propre (bouilli à même l'eau, égoutté seulement, est le meilleur) sa provision quotidienne de lait.

Les petites bouteilles ont aussi été ébouillantées. Elles ont fait un bouillon dans l'eau (eau propre, car-

bonatée au besoin ou mieux salée) et sont bien égout-
tées, mais jamais essuyées, en dedans surtout. Ceci
est la stérilisation des récipients. A la première ébullition, il se peut faire que quelques récipients cassent ;
mais ceux qui auront subi l'épreuve victorieusement,
supporteront sans crainte les chauffages ultérieurs.
Ils auront acquis une certaine trempe.

Chaque bouteille reçoit la quantité de lait qui correspond à une tétée, quantité variable avec l'âge ou
le poids. Si l'enfant est tout jeune et qu'on ait des
raisons pour lui couper son lait, ce qui ne serait
pas constamment nécessaire (Budin), on ajoute alors
la portion congrue d'eau préalablement filtrée ou
bouillie, ou d'eau minérale naturelle à faible minéra-
lisation : Saint-Alban, Évian, Vittel, Saint-Galmier,
Vals, Alet, Pougues, etc.

Les bouteilles remplies au plus aux trois quarts,
sont placées dans le panier à verres. On descend
le tout, panier et bouteilles, dans la marmite, au
fond de laquelle on a versé une certaine quantité
d'eau simple, ou mieux salée ou carbonatée, de façon
que l'eau effleure seulement la face inférieure du
panier. On met le couvercle qu'on peut maintenir par
un poids, un fer à repasser par exemple.

On chauffe et l'on maintient l'ébullition environ
une demi-heure, trois quarts d'heure. On laisse refroidir un peu, on soulève le couvercle et l'on pose
sur chaque bouteille un bouchon, dont préalablement, on passe vivement le bout dans la flamme ou
dans l'eau bouillante.

Lorsque le tout est assez refroidi, on finit d'assujettir les bouchons aux bouteilles qu'on porte au frais
et à l'obscurité. Avec les obturateurs de M. Budin, les
bouteilles ont été avantageusement recouvertes dès
le début; on n'a plus qu'à les assujettir.

La stérilisation est terminée, moins compliquée en

pratique que ne le ferait croire une description forcément longue pour être complète.

Au fur et à mesure du besoin, chaque bouteille est débouchée, coiffée aussitôt d'une tétine pleine ou mieux percée d'un petit trou latéral pour l'air, ou, de préférence, munie d'un galactophore de M. Budin. Jamais aucun transvasement du lait, qu'on tiédit au bain-marie au moment de l'emploi.

Le lait stérilisé laissé au repos se sépare en trois couches : à la surface, la crème ; au milieu, un liquide plus clair que le lait ; au fond, un dépôt de caséine, quelquefois en petites boules. Cette stratification, à moins de produit très ancien ou altéré, par insuffisance de stérilisation ou prise d'air du récipient, disparaît en retournant plusieurs fois la bouteille.

Quel que soit le procédé de stérilisation, le lait prend plus ou moins le goût de cuit ; à partir de 100°, il se colore de plus en plus en jaune brun.

INDICATIONS. — Le lait stérilisé doit constituer la *nourriture des jeunes enfants élevés artificiellement* même lorsqu'ils sont sains, mais à plus forte raison s'ils sont malades, et surtout s'ils sont atteints de *troubles gastro-intestinaux.*

Lait filtré (Seibert [de New-York]). — PRINCIPE DE LA MÉTHODE. — Pour remplacer la stérilisation à la chaleur humide, M. Seibert (de New-York) a proposé le filtrage. On obtient ainsi un produit chez lequel le goût de cuit est absent.

MODE DE PRÉPARATION. — Les essais ont été d'abord faits avec la ouate stérilisée, puis avec un filtre spécial d'alumine, au travers duquel on fait passer le lait au moyen de l'aspiration faite dans le récipient destiné à le recueillir.

On conserve le lait ainsi traité dans des flacons préalablement stérilisés et bouchés hermétiquement.

On les maintient au frais et à l'abri de la lumière.

Il est certain que ce procédé est capable de débarrasser le lait de ses bactéries. Toutefois, les résultats ne valent peut-être pas ceux de la stérilisation ordinaire, ou même de la simple pasteurisation.

D'après un travail du Dr Emily Lewi (1), le filtrage pratiqué selon la méthode de M. Seibert ne retarderait guère le moment où le lait aigrit et n'aurait qu'à peine d'influence sur sa teneur en bactéries.

Voici du reste les tableaux de ses expériences :

Pour un premier échantillon.

	DIVISIONS DE L'EAU DE BARYTE SERVANT AU TITRAGE.	
	Lait frais.	Même lait frais filtré.
9 heures du matin.....	84	80
4 heures après........	84	86
7 heures après........	88	88
9 heures après........	106	138 (caillé).

Pour un second échantillon.

6 h. 1/2 du matin......	84	84
6 heures après........	84	84
8 heures après........	100	96

Et pour un troisième.

6 heures du matin.....	88	88
1 heure du soir........	88	92
3 heures soir........	98	100
6 heures soir.........	128	140

Si le lait filtré est ensuite stérilisé, l'avantage ne se ferait pas remarquer. Ainsi :

	Lait non filtré stérilisé.	Même lait filtré et stérilisé.
1er jour.............	88	88
3e —	90	88
4^a —	90	94
11e —	»	90
13e —	112	112

(1) *New-York medical Journal*, 5 février 1895.

Le lait filtré, dont théoriquement on devrait espérer davantage, ne paraît pas devoir aujourd'hui supplanter le lait stérilisé, soit par défectuosité de l'appareil, soit par erreur dans les manipulations, mais le débat n'est pas clos pour cela. De nouveaux faits peuvent se produire.

INDICATIONS. — L'inventeur du procédé avait l'intention de donner le lait filtré aux nourrissons à la place du lait stérilisé.

Lait centrifugé. — PRINCIPE DE LA MÉTHODE. — On peut reprocher à la stérilisation la composition chimique du lait de vache, différente de celle du lait maternel. Toute la question de l'allaitement artificiel se résume dans la solution des problèmes suivants : 1° donner à l'enfant un lait de composition chimique et de propriétés physiques peu différentes de celles du lait humain ; 2° ce lait doit avoir une digestibilité et un pouvoir nutritif analogues à ceux du lait de femme ; 3° il doit être exempt de germe bactérien.

Pour essayer de remplir ces conditions, M. G. Gärtner (de Vienne) s'est servi du *centrifugage*. Il a tenté de constituer ainsi avec le lait de vache un lait de composition chimique analogue à celui de femme.

Dans l'industrie laitière, il y a déjà longtemps qu'on ne recueille plus la crème par le simple repos du lait, comme on le pratique encore dans les petites fermes ; on se sert d'un appareil à force centrifuge qui permet de rassembler la crème en peu de secondes.

C'est à cette méthode que s'est adressé M. G. Gärtner (de Vienne).

MODE DE PRÉPARATION. — Voici le traitement qu'on fait subir au lait de vache pour le rendre pareil à celui de femme :

Le lait de vache encore chaud est mêlé avec un

volume égal d'eau bouillie de même température et soumis à l'appareil centrifuge, marchant de 4000 à 8000 tours à la minute.

La disposition de la machine permet de faire couler à part les parties légères amenées au centre du récipient soumis à la force centrifuge, c'est-à-dire un liquide qui renferme les 9 p. 10 de la crème, la moitié de la caséine et la moitié du sucre de lait, puisque le lait primitif a été dédoublé ; d'un autre côté on peut faire écouler un liquide plus dense, dans lequel il ne reste que 1 p. 10 de crème, la moitié de la caséine, la moitié du sucre de lait. Les impuretés, débris de fourrages, poils, poussières, fumier, et la majorité des bactéries, s'accolent aux parois du vase.

Ce lait centrifugé a la composition suivante (1) :

Densité.............. 1016
Acidité.............. 3.5 à 3.6cm 0/0 d'acide chlorhydrique à 1/4.
Matière albuminoïde. 1.76
Beurre.............. 3 à 3.5
Sucre.............. 2.4

Si l'on ajoute 3 à 4 grammes (une cuillerée à café) de sucre de lait purifié, on obtient un liquide très rapproché du lait de femme, comme on peut s'en rendre compte par le tableau suivant :

	Lait de femme.	Lait de vache.	Lait de vache centrifugé et sucré.
Caséine........	18.2	46	17.60
Beurre.........	31	30	30 à 35
Sucre.........	62, 30	40	60
Sels..........	2.40	6	3

Non seulement le centrifugage du lait de vache

(1) *Die Fettmilch* (*Medizinisches Doctoren-Collegium*, 12 novembre 1894).

ramènerait la caséine à la même teneur que dans le
lait de femme, mais cette caséine, par la simple modification physique du liquide primitif, présenterait la
propriété de se coaguler en flocons très ténus et non
plus en masse.

La stérilisation complète la préparation du lait.

EFFETS. — Un certain nombre d'essais ont été faits
avec ce lait par M. Escherich à la clinique de
Gratz (1). Ils ont porté sur huit nourrissons, chez
lesquels l'allaitement artificiel avec le lait centrifugé
a donné des résultats satisfaisants.

Malgré l'excellente théorique du procédé, il y a
encore trop peu de faits publiés pour poser une
conclusion ferme.

Voici dans quelles conditions se présente à l'heure
actuelle le lait centrifugé, d'après les faits publiés
scientifiquement :

INDICATIONS. — On pourra utiliser le *lait centrifugé
gras dans l'allaitement artificiel des nourrissons sains.*

Au contraire, chez les enfants atteints de *troubles
gastro-intestinaux*, il faudra avoir recours à un *lait
moins chargé de crème*, qu'on peut obtenir à volonté,
avec le même appareil à mouvement centrifuge, par
le changement du lieu de soutirage.

CONTRE-INDICATIONS. — La diarrhée contre-indique
le lait centrifugé gras.

Il y aurait, d'après M. Escherich, une contre-indication à l'usage du lait centrifugé, du lait gras de
Gärtner : ce serait dans le cas de troubles digestifs
aigus avec diarrhée. Dans ces conditions pathologiques, on a montré la diminution considérable du
pouvoir absorbant de l'intestin à l'égard de la graisse
par suite de l'affaiblissement de la fonction pancréatique.

(1) Escherich, *Die Bedeutung der Gärtner'schen Fettmilch für
die Sauglingsernahrung* (*Wiener kl. Rundschau*, 20 janvier 1895).

Laits médicamenteux. — Principe de la méthode. — Au lieu d'administrer un certain nombre de médicaments en nature, on pense obtenir une meilleure absorption en les présentant intimement incorporés au lait.

On sait, en effet, que ce liquide élimine une certaine quantité de corps chimiques ingérés.

Dans cette élimination on pense que ces corps se présentent sous forme de combinaisons organiques, plus facilement assimilables.

Nature des agents médicamenteux, mode d'obtention. — On peut les multiplier selon le besoin ; ceux qu'on trouve dans le commerce sont surtout : le lait phosphaté, simple ou iodé, ces deux le plus employés ; puis, moins courants, les laits : iodé, ferrugineux, arsenical, mercuriel, chloruré, nitré, etc.

Pour obtenir ces laits médicamenteux on mêle à la nourriture des animaux, vaches ou chèvres, les médicaments qu'en veut faire passer dans le lait, phosphates, iodures, sels de fer, etc. On pourrait aussi en mêler à leur boisson.

Pour le lait mercuriel on a fait des frictions d'onguent napolitain à des chèvres dont on recueillait le lait.

Le lait phosphaté contiendrait jusqu'à 6 grammes de phosphate au lieu de 3 à l'état normal.

Mode d'administration. — On peut utiliser ces laits en nature, les mettre dans les boissons.

Indications. — Multiples, en rapport avec la substance incorporée.

Le lait phosphaté a été recommandé dans le *rachitisme*, la *tuberculose*.

Le lait iodé conviendrait dans la *scrofule ;* le lait mercuriel dans la *syphilis*, etc.

Laryngite. — Antisepsie des voies respiratoires supérieures (p. 16).

Lavage intestinal ou **Entéroclyse** (Cantani, Lesage). — PRINCIPE DE LA MÉTHODE. — L'orientation que la bactériologie a fait prendre à la thérapeutique nous pousse à entreprendre l'asepsie ou l'antisepsie des organes internes.

Jusqu'ici l'intestin grêle semblait sévèrement gardé par la valvule de Bauhin contre toute tentative de lavage et par conséquent contre tout essai d'irrigation.

La *barrière des apothicaires* doit aujourd'hui ne plus être considérée comme infranchissable, si l'on se met dans certaines conditions.

TECHNIQUE. — Deux conditions principales en effet sont à observer pour obtenir un résultat favorable : l'une tient à la position à faire prendre au malade, l'autre à la manière de faire pénétrer le liquide d'irrigation.

POSITION DU MALADE. — Que ce soit un enfant ou un adulte, on place le malade dans la même position. Le sujet est couché à plat, horizontalement, la hanche gauche modérément relevée par un coussin.

MANUEL OPÉRATOIRE. — On introduit dans le rectum une *longue sonde* en caoutchouc; pour l'adulte un tube de Faucher, une sonde de Debove à lavage de l'estomac, fait l'affaire ; pour le jeune enfant, une sonde uréthrale en caoutchouc rouge convient parfaitement (n° 25 de la filière Charrière).

La sonde doit être poussée *jusque dans le côlon transverse*, où l'on peut la sentir sous la peau de la paroi abdominale antérieure.

La partie qui déborde l'anus est reliée à l'aide d'un long tube de caoutchouc à un récipient capable de contenir 8 *à* 10 *litres de liquide.* Un robinet sert à régler l'écoulement.

La solution est employée à 40° et se compose d'eau bouillie additionnée soit d'acide borique à 4 p. 100, soit de naphtol à 2 p. 1000; d'eau sulfocarbonée, d'une solution de permanganate de potasse à 1 p. 1000, de tannin, etc.

Un tampon d'ouate ou bien un obturateur en forme de disque de caoutchouc, appliqué contre l'anus tout autour de la sonde, est maintenu avec la main qui tient en même temps la sonde. Cette précaution prévient le reflux intempestif du liquide injecté.

Tout ainsi disposé, on ouvre le robinet et on élève le récipient de 20 à 30 centimètres, pas plus. La méthode repose entièrement sur l'application d'une faible pression.

Le liquide coule ainsi doucement, vient remplir le cæcum dont les gaz peuvent s'échapper.

Une forte pression les comprimerait et ce sont ces gaz comprimés qui forment la barrière infranchissable et non la valvule elle-même.

Vers le troisième litre, la valvule iléo-cæcale est franchie et l'injection pénètre dans l'intestin grêle. Quelques coliques annoncent cette entrée.

A ce moment, on consulte le niveau de l'eau dans le récipient, s'il continue à s'abaisser régulièrement on maintient la même situation. Dans le cas contraire, on élève légèrement le bock à 40 centimètres ou un peu plus.

Le remplissage des anses intestinales par le liquide se fait ainsi : la répartition amène la matité sur le côté droit et au-dessus de la vessie, puis sur les côtés du ventre. Au niveau de l'ombilic, persiste de la sonorité par suite du refoulement des gaz, qui viennent former une couche uniforme, sorte de *coussinet aérien péri-ombilical*.

Au bout du sixième litre, chez l'adulte, le liquide

9.

franchit le pylore et envahit l'estomac. Le vomissement en traduit la présence, indiquée déjà par le clapotage stomacal, mais peu distinct, à cause de l'existence du clapotage général. La percussion de l'espace de Traube peut donner de la matité.

Le liquide arrivé dans l'estomac, on laisse passer encore de 1 à 3 litres.

On peut ensuite soit retirer la sonde de l'intestin et le liquide injecté ressort à flot, ou bien introduire une sonde dans l'estomac et continuer à faire passer l'eau de lavage du rectum à la bouche et effectuer ainsi un nettoyage absolu de tout le tube digestif.

Il est vrai que cette dernière manière de procéder est difficilement acceptée des malades qui répugnent à cette défécation buccale.

En résumé, la méthode repose essentiellement sur les conditions suivantes :

1° Emploi d'une grande quantité de liquide ;

2° Faible pression ;

3° Lenteur de l'écoulement ;

4° Position horizontale du sujet ;

5° Déclivité donnée au cæcum.

MODE D'ACTION. — Par les grands lavages on va porter l'antisepsie dans l'intestin grêle lui-même.

EFFETS. — Pendant le lavage, le malade manifeste quelques coliques. L'arrivée du liquide dans l'estomac s'accompagne d'une sensation de poids et d'un peu de dyspnée.

A la suite d'une séance d'entéroclyse on voit les phénomènes d'intoxication gastro-intestinale rétrocéder.

Il y a aussi diurèse par suite de l'absorption d'eau.

INDICATIONS. — On ne doit pas hésiter à pratiquer l'entéroclyse dans le *choléra asiatique* ou *nostras*, dans les *entérites* diverses de l'adulte ou de l'enfant, dans les *ictères*, les *infections gastro-intestinales*, les *auto-intoxications*, l'*urémie*, l'*occlusion intestinale*, etc.

CONTRE-INDICATION. — L'état de collapsus dans lequel on trouverait le malade contre-indique l'entéroclyse.

Lavage de l'estomac. — Il a remplacé le pompage.

PRINCIPE DE LA MÉTHODE. — Comme on lave la plupart des cavités naturelles, les fosses nasales, la bouche, la vessie, le vagin, l'utérus, le rectum et même l'intestin grêle (entéroclyse), on peut laver l'estomac. C'est à M. Faucher (de Vichy) qu'on est redevable de la méthode. Comme l'estomac est déclive par rapport à la bouche, on doit agir selon le principe du siphon.

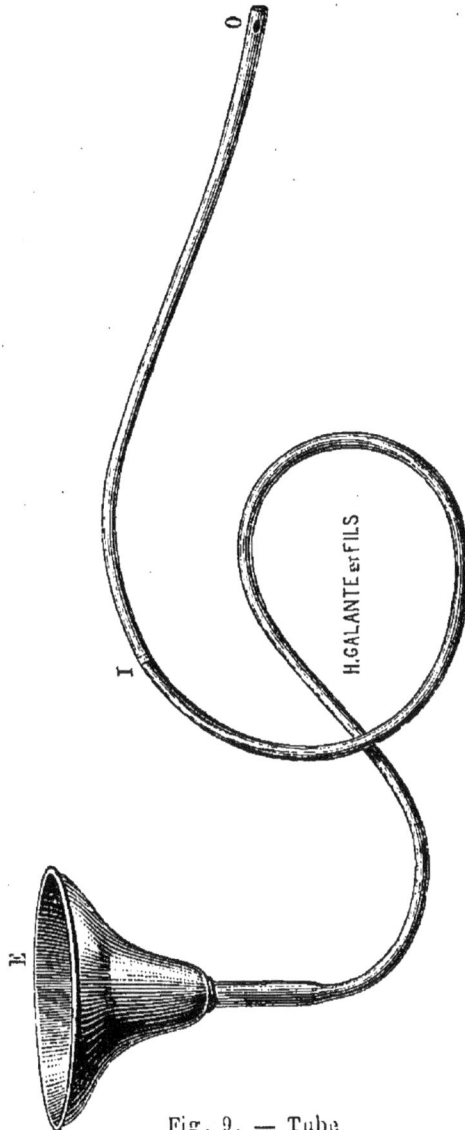

Fig. 9. — Tube de Faucher pour le lavage de l'estomac.

APPAREILS, MANUEL OPÉRATOIRE. — Il existe deux catégories d'appareils pour faire le lavage de l'estomac :

1° *Tubes à un seul courant.* — a. *Tube de Faucher*. A la première catégorie appartient le *tube de Faucher*, le prototype du genre (fig. 9).

Il se compose d'un tube en caoutchouc rouge, ouvert aux deux extrémités. Il mesure 1^m,60 de long, son diamètre est de 1 centimètre.

Des lèvres au cardia il y a chez l'adulte 40 centimètres dont 15 pour le trajet buccal, il faut en plus 20 centimètres de trajet stomacal. Il reste 1 mètre de tube en dehors de la bouche.

L'extrémité inférieure du tube est émoussée à son bord, elle porte un œil latéral un peu au-dessus.

L'extrémité supérieure s'élargit pour recevoir un entonnoir destiné à

H. GALANTE ET FILS
PARIS

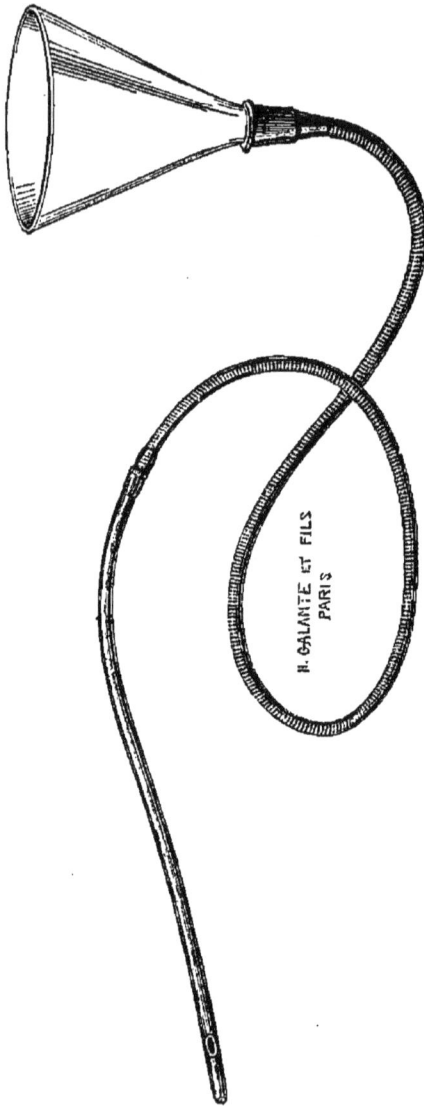

Fig. 10. — Tube de M. Debove.

recevoir le liqui-de au départ.

Au si-phon de Faucher on a fait des modifica-tions et des adjonc-tions, mais plutôt dans un autre but que le lavage proprement dit, pour le prélèvement de suc gastrique par exemple.

b. *Tube de Debove.* — Parmi ces modèles, le tube de Debove (fig. 10) se distingue par la rigidité plus grande de la partie terminale et son raccord avec le reste du tube.

c. *Tube de Frémont.* — Il permet de recueillir à l'aide d'une poire un échantillon de suc gastrique (fig. 11).

2° *Tubes à double courant.* — La seconde catégorie d'*appareils* des-tinés à laver l'estomac se compose de tubes disposés de façon à pou-voir établir un *double courant*.

a. *Tube d'Audhoui.* — L'un, le tube de M. Audhoui (fig. 12), repro-duit celui de M. Faucher, à cette différence qu'il se compose de deux tubes accolés dans la partie qui va de la bouche jusque dans

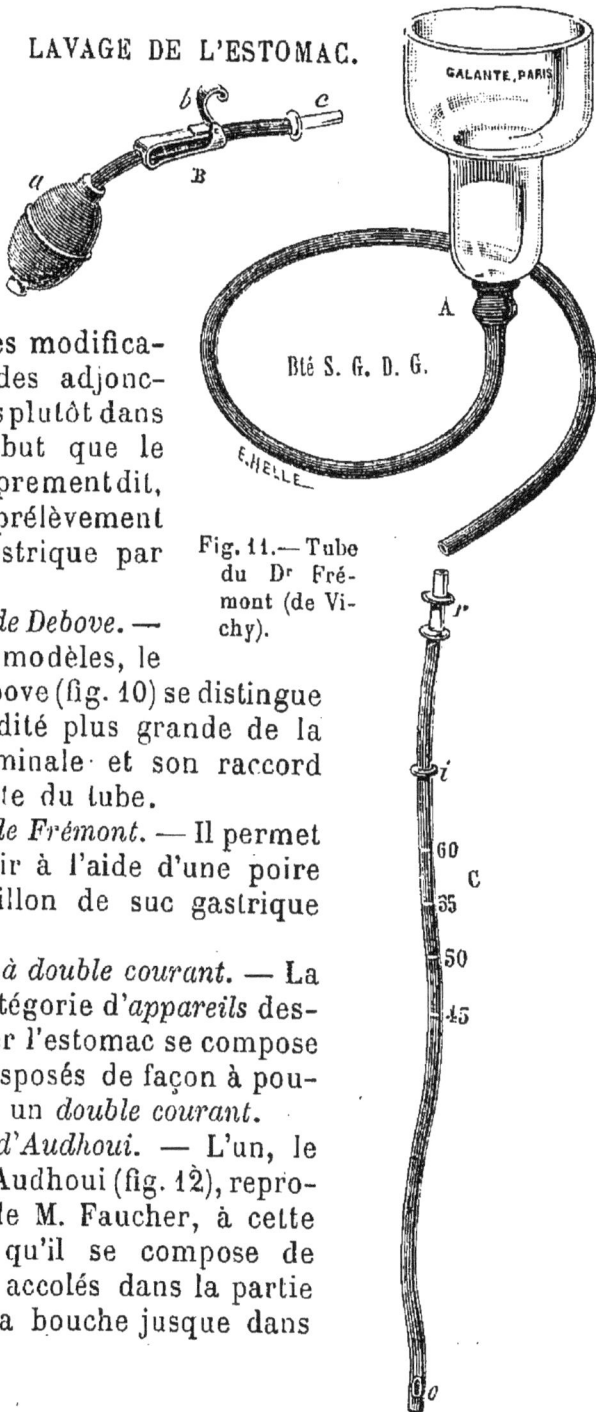

Fig. 11.— Tube du Dr Fré-mont (de Vi-chy).

l'estomac, ou plutôt d'un tube de calibre fort qui renferme le long de sa paroi un tube de calibre inférieur. Le petit tube amène le liquide de lavage, le gros sert de canal de sortie. En dehors de la bouche, les deux tubes sont séparés.

b. *Appareil de Ruault.* — Un autre modèle, celui de M. Ruault (fig. 13), est construit sur un autre principe. Il n'y a qu'un tube de la bouche jusque dans l'estomac, mais en dehors de la bouche l'appareil se compose de deux tubes écartés en V. Chacun de ces tubes se rend dans un récipient spécial.

Un système de soupapes et de poires permet de faire pénétrer le liquide d'un des récipients dans l'estomac et de le faire revenir dans l'autre récipient.

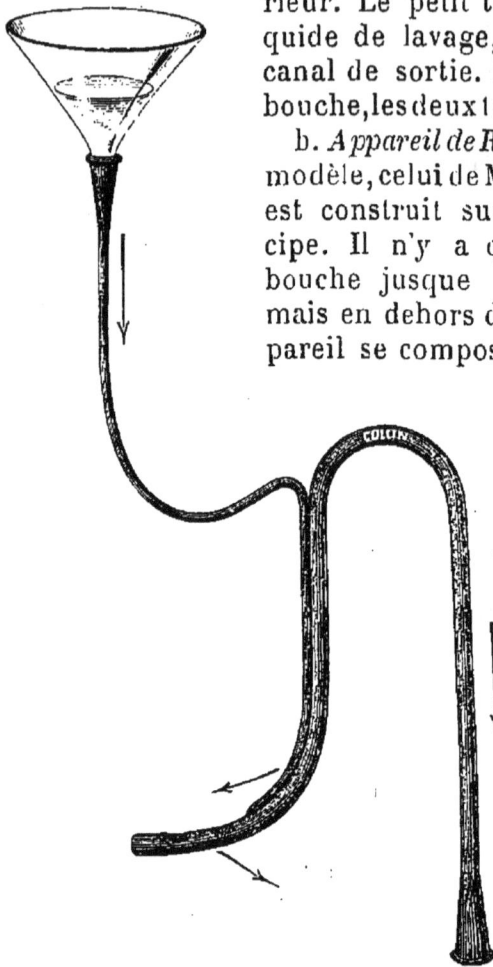

MANUEL OPÉRATOIRE. — Le *manuel opératoire* diffère avec l'un ou l'autre des appareils.

1° *Tubes à un seul courant.* — Voici comment on procède : Le malade est assis soit sur une chaise, soit

Fig. 12. — Tube à double courant de M. Audhoui.

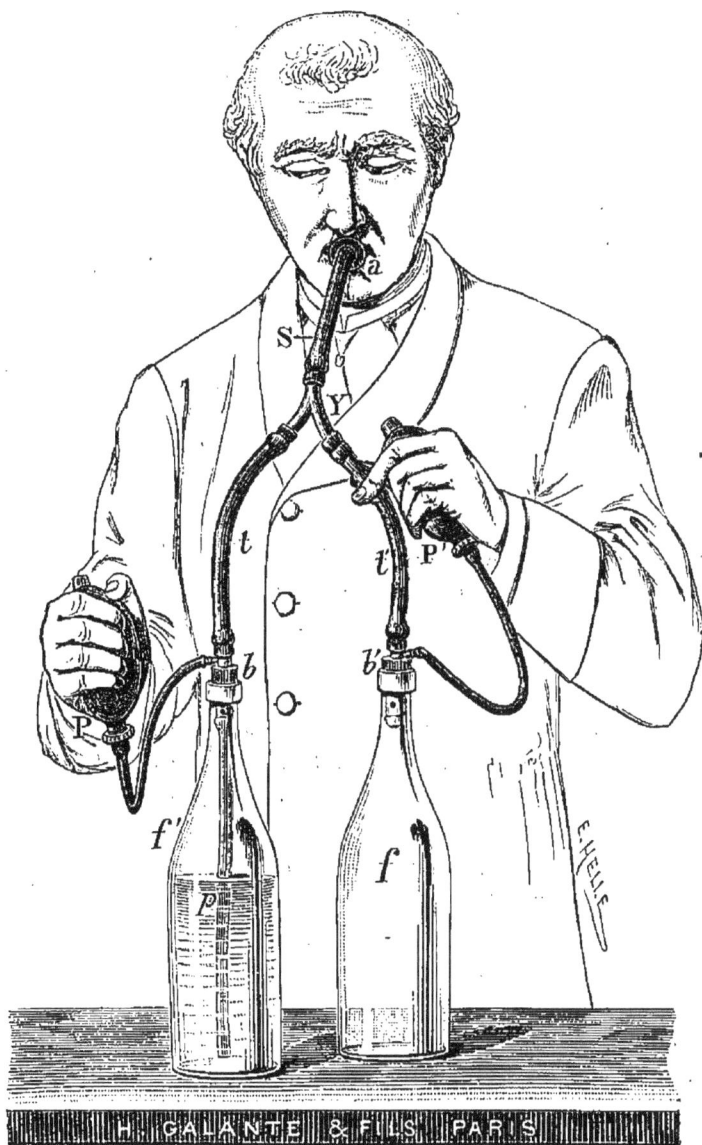

Fig. 13. — Appareil de M. Ruault, pour le lavage de l'estomac.

sur son lit, la partie supérieure du corps garantie des éclaboussures possibles par une serviette ou une alèze nouée autour du cou. Le tube trempé dans un peu d'huile ou graissé de vaseline ou mieux simplement dans un peu de lait ou d'eau tiède destinée au lavage, on le prend de la main droite entre le pouce et l'index, comme une plume à écrire.

L'index gauche déprime la langue. On fera bien de le garantir des morsures par l'interposition d'un bouchon entre les molaires.

On fait traverser la bouche au tube et lorsqu'il est arrivé au pharynx, on le pousse en le faisant avancer entre les doigts.

Il n'y a de difficultés qu'aux premières tentatives, pour lesquelles on peut recourir à un badigeonnage à la cocaïne. Aux séances subséquentes, le médecin fait pénétrer le tube sans ennui et même le malade prend l'habitude d'avaler son tube, comme il ferait d'un morceau de macaroni.

Le tube en place, on adapte l'entonnoir qu'on remplit d'eau et on l'élève au-dessus de la tête. Le liquide descend. Avant que toute la provision ait quitté l'entonnoir, on abaisse celui-ci plus bas que l'estomac. Le siphon ainsi amorcé permet à l'eau introduite de ressortir.

Si l'on n'a pas amorcé le siphon, ou s'il se désamorce, on fait faire au sujet une contraction des muscles abdominaux, qui suffit souvent à rétablir le cours du liquide, autrement il faudra remettre un peu de liquide dans l'entonnoir.

2° *Appareils à double courant.* — L'introduction s'effectuera de la même manière. Par le petit tube, on fait arriver l'eau. On peut relier cette partie avec un récipient placé à quelque hauteur, mais pas trop, pour ne pas donner une forte pression, qui serait dangereuse. Le gros tube s'amorce tout seul et assure l'écoulement continu, à moins d'obstruction. En tous cas, on peut faire faire l'amorçage par le sujet en le priant de contracter ses muscles abdominaux.

Dans l'appareil de M. Ruault l'introduction ne diffère pas, mais les poires et les soupapes placées sur le trajet du tube d'entrée et du tube de sortie établissent la progression du liquide injecté et son rejet.

NATURE DES SOLUTIONS. — Le *lavage* de l'estomac, selon le liquide employé à cet effet, peut n'être qu'*aseptique*. Il en est ainsi lorsqu'on se sert d'eau pure ou d'une solution de bicarbonate de soude ; c'est encore à la même catégorie qu'appartient le lavage fait avec les eaux minérales, comme on le pratique à Vichy, à Châtel-Guyon, à Plombières, à Royat et dans les autres stations similaires.

Il s'y joint une certaine action modificatrice de la muqueuse stomacale.

Avec l'emploi des solutions antiseptiques, eau boriquée, eau naphtolée, eau chloroformée, eau mentholée, solution d'acide salicylique, d'eau oxygénée, etc., le *lavage* devient *antiseptique*.

DOSE. — Il n'y a pas de dose limite, on doit prolonger le lavage, à moins d'indication spéciale, jusqu'à ce que le liquide revienne clair, sans mélange de débris alimentaires.

S'il y a une dose, c'est pour la quantité de solution à introduire d'une seule fois. Avec le tube de Faucher et ses similaires, on ne doit employer que 500 centimètres cubes, dans la crainte de faire naître ou d'exagérer une dilatation de l'estomac. On fait pénétrer et ressortir autant de fois un *demi-litre* qu'il est nécessaire.

Avec les *tubes à double courant*, on a moins à tenir compte de la quantité, puisque le lavage est continu. Il faut cependant songer au cas où le tube de sortie se boucherait par une parcelle alimentaire. L'appareil de

M. Ruault obvie à cet inconvénient, puisqu'il exige le mouvement alternatif d'emplissage et de vidage. Il ne peut ainsi y avoir une trop grande quantité de liquide à la fois.

MOMENT DU LAVAGE. — On pratique le lavage de l'estomac, soit le matin à jeun, soit plusieurs fois dans la journée, cinq à six heures après un repas.

DIFFICULTÉS DU LAVAGE. — On est plus souvent en présence de difficultés que d'accidents.

A *l'introduction*. — *L'indocilité* du malade peut s'exalter aux premières tentatives.

Le moindre contact du tube avec le voile du palais provoque le *vomissement*.

La cocaïne vient à bout de cette extrême sensibilité ou bien encore les gargarismes bromurés.

Un *spasme œsophagien* ferme le passage au tube ; un peu de patience, une attente de quelques minutes permet de vaincre l'obstacle.

Au lavage. — Le *rejet du tube* dans un mouvement de vomissement nécessite une seconde introduction.

Le *spasme œsophagien*, qui est déjà un obstacle à l'introduction, peut devenir un empêchement au lavage par suite de la constriction qu'il exerce sur le tube dont il aplatit le diamètre. Il n'y a qu'à attendre sa cessation.

L'obturation du tube par des parcelles alimentaires a l'inconvénient de faire séjourner le liquide dans le ventricule plus longtemps qu'on ne le désirerait, et de forcer à enlever l'appareil pour le replacer ensuite.

ACCIDENTS. — Le lavage a pu provoquer quelques *phénomènes nerveux réflexes*, syncope légère, mouvements convulsifs, crises épileptiformes, sensation d'angoisse précordiale.

Une accoutumance bien ménagée mettra à l'abri de ces accidents. Au début, habituer d'abord le malade à la manœuvre, plutôt que de chercher à pratiquer un lavage complet.

Les faits de *perforation* n'ont été vus qu'avec l'emploi d'une quantité exagérée de liquide dans un estomac facile à rompre par suite d'une lésion qui amoindrit sa résistance, comme dans la gastrite ulcéreuse, ou l'ulcère simple de l'estomac.

MODE D'ACTION. — Comme procédé de nettoyage, le lavage de l'estomac soustrait déjà l'organe aux causes d'irritation, amenée par les détritus alimentaires et les produits de fermentation anormale et de putréfaction.

L'emploi de substances antiseptiques en solution ajoute une seconde action, par suite des propriétés bactéricides des liquides de lavage.

EFFETS. — A la suite du lavage de l'estomac, le malade ressent un bien-être tout particulier, l'appétit naît, les symptômes stomacaux s'amendent.

INDICATIONS. — Non seulement dans la *gastrite catarrhale*, dans les dyspepsies avec *dilatation et stagnation alimentaire*, mais encore toutes les fois qu'il y a indications à assurer l'asepsie stomacale ou à vider l'organe comme dans les *empoisonnements*, dans l'*ivresse*.

Dans le *coma diabétique*, le lavage de l'estomac (M. Kohos) parerait aux accidents dont l'origine proviendrait de l'absorption des substances toxiques renfermées dans l'estomac.

CONTRE-INDICATIONS. — Dans les lésions ulcéreuses de l'estomac, le *cancer*, l'*ulcère rond*, il vaut mieux s'abstenir de lavage.

Lavage du nez. — Antisepsie des voies digestives et respiratoires supérieures (p. 20).

Lavements. — Antiseptiques : antisepsie intestinale

évacuante (p. 42) ; boratés, boriqués,. naphtolés
(p. 43) ; créosotés (p. 31) ; antisepsie des voies respiratoires inférieures. médication interne (p. 31) ; de
sang défibriné (p. 182).

Lavements froids. — PRINCIPE DE LA MÉTHODE. — On
obéit à des mobiles différents lorsqu'on prescrit des
lavements froids.

NATURE DE L'AGENT THÉRAPEUTIQUE. — On emploie
l'eau froide à la température ambiante, mais de l'eau
bien pure ou boriquée.

TECHNIQUE. — On pratique l'irrigation, soit à l'aide
d'un instrument, d'un clyso ou mieux avec un simple
tube relié à un récipient, comme pour le lavage intestinal (p. 152).

DOSE. — On introduit de 1 à 2 litres 1/2 et plus
chez l'adulte, 1/2 litre chez les tout jeunes enfants.

MODE D'ACTION ET EFFETS. — Chez l'adulte, le lavement froid ne produit pas d'*abaissement de la température* bien sensible. Il n'en est pas de même chez
l'enfant et surtout le nourrisson, chez lequel on peut
dans une certaine mesure compter sur une action
antithermique.

Outre la propriété évacuante et pourtant aseptique
qu'il partage avec tout autre sorte d'irrigation rectale, le lavement froid concourt à réveiller la *contrac-
tilité intestinale*, et l'*excitabilité de la muqueuse.*

Il ramène en outre le *flux biliaire* par action
réflexe.

Par l'absorption, il provoque la *diurèse.*

INDICATIONS. — On prescrit les lavements froids,
chez les enfants, comme antithermiques, dans la
bronchopneumonie, la *congestion pulmonaire* et la
pneumonie.

Ils font partie du traitement de l'*ictère catarrhal*
(Chauffard).

Dans un autre but, on en fait usage contre les *hémorrhoïdes*.

Lavements salés. — INDICATIONS. — On peut les employer saturés de sel contre les oxyures vermiculaires.

Lavements de sérum artificiel (p. 195).

Lèpre. — Suc thyroïdien (p. 228).

Leucémie. — Sérum artificiel (p. 189); injections sous-cutanées (p. 190); suc médullaire (p. 225); suc splénique (p. 227).

Levure de bière. — Détruire le sucre contenu dans le sang par un ferment pour faire cesser la glycosurine, tel est le but à poursuivre.

NATURE DU MÉDICAMENT. — On prend la levure de bière ordinaire, qu'on administre dans l'eau, au moment des repas.

DOSE. — La dose nécessaire pour obtenir un résultat est de 50 grammes par jour environ.

ACTION. — Il y aurait fermentation artificielle du sucre.

EFFETS. — On observerait par cette méthode une diminution, considérable parfois, du sucre urinaire, ainsi que le relèvement de l'état général, prouvé par l'augmentation du poids du malade, 5 à 8 livres, mais l'amélioration cesse avec la cessation du médicament.

INCONVÉNIENTS. — L'été, il est difficile de se procurer de la levure qui ne fasse de la fermentation acétique et putride.

Éructation après l'administration. Diarrhée fétide avec gaz abondants.

INDICATIONS. — Ce n'est guère que le *diabète* (E. Cassaet) qui puisse se traiter ainsi.

Liqueur de Labarraque. — Antisepsie des voies digestives et respiratoires supérieures (p. 18).

Lithiase rénale. — Antisepsie médicale des voies urinaires (p. 47).

Lithiase vésicale. — Antisepsie médicale des voies urinaires (p. 47).

Lumière rouge. — PRINCIPE DE LA MÉTHODE. — Ne laisser pénétrer que les rayons chimiques, en ne laissant pénétrer que la lumière rouge dans l'intention de gêner le développement des bactéries pyogènes.

NATURE DE L'AGENT. — La lumière rouge et avec elle les rayons chimiques.

MODE D'ADMINISTRATION. — On interpose entre le patient et les prises de jour des rideaux et des tentures rouges.

MODE D'ACTION. — Les microbes de la suppuration seraient entravés dans leur développement.

EFFETS. — Il y aurait une atténuation des manifestations cutanées, amoindrissement de la fièvre de suppuration et diminution de complications possibles de rechef.

INDICATIONS. — On a essayé la lumière rouge avec quelque apparence de succès dans la *variole*, pour supprimer la suppuration de l'éruption.

Lupus. — Antisepsie des voies respiratoires inférieures (p. 24) ; méthode de M. Burlureaux (p. 131) ; sérum antistreptococcique (p. 206) ; suc thyroïdien (p. 228).

Lysol. — Antisepsie générale interne (p. 13).

Maladie d'Addison. — Glycérophosphates (p. 100) ; séquardine (p. 184) ; suc capsulaire (p. 184).

Malléine, PRINCIPE DE LA MÉTHODE. — Vacciner contre la morve ou farcin au moyen du liquide de culture filtré.

NATURE DE L'AGENT MÉDICAMENTEUX, PRÉPARATION. — On fait une culture de bacille morveux, qu'on stérilise et qu'on filtre.

MODE D'ADMINISTRATION. — En injections sous-cutanées.

DOSES. — 1 centimètre cube (chez le cheval).

MODE D'ACTION. — Celui des vaccins.

EFFETS. — A. *Local.* — Tuméfaction œdémateuse.

B. *Généraux.* — Au bout de huit à seize heures, hypothermie de 2 à 3°.

Le sujet est immunisé contre la morve.

INDICATIONS. — Dans la morve, mais jusqu'ici employée seulement chez les animaux, le cheval en particulier.

Médecine des ferments (De Backer). — PRINCIPE DE LA MÉTHODE. — La levure de bière aurait la propriété, analogue à celle que possèdent les leucocytes, d'englober les microorganismes et de les absorber.

Par l'introduction de levure pure dans l'économie, on penserait atteindre les bactéries.

NATURE DU MÉDICAMENT. — De la levure, purifiée par plusieurs cultures, sert à la médication.

MODE D'ADMINISTRATION. — Suspendue dans l'eau stérilisée, la levure s'injecte sous la peau.

DOSE. — En général, environ 1 centimètre cube.

MODE D'ACTION. — Il y aurait là une espèce de phagocytose par la levure. Il y a de plus augmentation de leucocytes, qui agissent dans le même sens.

EFFETS. — L'état général se remonte, par suite de la limitation des lésions.

INDICATIONS. — Jusqu'ici la *tuberculose* seule a servi à expérimenter la méthode.

Accidents. — On pourrait craindre des embolies.

Melæna des nouveau-nés. — Antisepsie intestinale (p. 35) ; antisepsie astringente (p. 44).

Méningite. — Bains froids (p. 67).

Ménopause. — Suc thyroïdien (p. 238) ; transfusion nerveuse (p. 238).

Menthol. — Antisepsie des voies digestives et respiratoires supérieures (p. 19) ; antisepsie des voies respiratoires inférieures (p. 25) ; inhalations (p. 25, 26) ; antisepsie stomacale (p. 35, 37).

Méthode abortive du chancre mou et de la syphilis.
— Principe de la méthode. — C'est l'essai de l'action antiseptique de certaines substances sur le virus chancrelleux ou syphilitique.

Nature du médicament. — Un mélange de :

Eau oxygénée.... .... 100 grammes.
Acide chlorhydrique............. 0,50 centigr.

serait, d'après M. Krowczynski, capable d'empêcher l'évolution du chancre mou ou de la syphilis.

Technique. — La méthode consiste à mélanger les produits 'de sécrétion avec le liquide neutralisateur.

Dose. — On emploie une à quatre gouttes de la solution.

Effets. — Jusqu'ici, à la phase expérimentale, cette méthode possède'à son actif 14 succès sur 15 cas d'inoculation de chancre mou.

Aucun cas de syphilis n'est apparu, malgré un an d'observation, chez les sujets inoculés avec des produits provenant de chancre induré, de papules.

Indications. — L'indication reste forcément limitée, mais on peut essayer dans d'autres maladies.

Migraine. — Pulvérisations révulsives (p. 178).

Morve. — Malléine (p. 167); sérum antistreptococcique (p. 206).

Myélite. — Séquardine (p. 184); transfusion nerveuse (p. 238); transfusion médullaire (p. 238).

Myxœdème ou **cachexie pachydermique, strumiprive.** — Suc thyroïdien (p. 228).

Naphtol β et α. — Antisepsie des voies digestives et respiratoires supérieures (p. 16) ; antisepsie de la peau (p. 48) ; injections intrapulmonaires (p. 107).

Naphtol-bismuth. — Antisepsie intestinale astringente (p. 44).

Néphrine. — Principes de la méthode. — Comme 'a lumineusement démontré Brown-Séquard, tout organe, toute cellule, sécrète un ou des produits utiles à l'économie. Lorsque l'organe fonctionne mal ou ne fonctionne pas, par suite d'altérations pathologiques, l'altération ou l'absence de la sécrétion favorable se fait sentir. C'est la même idée générale qui a présidé à toutes les applications de la thérapeutique par les extraits organiques.

Il en est de même pour le rein.

Nature du médicament. — On a employé le rein cru, ou à peine grillé, en aliment, mélangé avec du bouillon tiède.

Plus récemment, on a proposé (Donovan) la néphrine par la voie buccale, administrée en tablette d'extrait de rein fraîchement préparé, ou l'extrait obtenu par le procédé ordinaire.

Préparation. — Mêmes manipulations que pour

les autres extraits d'organes, broyage de l'organe frais dans l'eau et la glycérine; filtrage à la bougie Chamberland sous pression d'acide carbonique, d'après la méthode de M. d'Arsonval.

DOSES. — A. *Injections sous-cutanées*. — Un centimètre cube pour chaque injection, 3 fois par jour.

B. *Tablettes*. — 30 centigrammes, 3 fois par jour, au moment des repas.

EFFETS. — *Chez les sujets sains*, on n'observe à la suite de l'administration de la glande fraîche, soit crue, soit sous forme d'extrait, que des phénomènes peu tranchés : polyurie légère, modifications du taux des phosphates et des chlorures. Toutefois, il y a un rapport étroit entre ces effets et la néphrine introduite dans l'organisme, car ils cessent en même temps qu'on arrête la médication.

Chez les individus malades, la médication par l'extrait de rein se manifeste par les effets suivants :

1° Diurèse indubitable, cependant dans la polyurie de la néphrite interstitielle, l'urine devenant moins copieuse, c'est donc d'une régulation qu'il s'agit.

2° Diminution ou cessation de l'albuminurie (40 p. 100) (Schiperovitsch).

3° Relation inversement proportionnelle de la quantité et de la densité de l'urine.

4° Présence fréquente de leucocytes.

5° Disparition des symptômes, anxiété, dyspnée, céphalalgie, prurit.

6° Retour des accidents après un certain temps par la cessation du traitement.

MODE D'ACTION. — La rénothérapie agirait comme un antitoxique, et neutraliserait les toxines en circulation dans l'économie.

INDICATIONS. — La néphrine a son indication marquée principalement dans les *néphrites* diverses, et aussi dans les *affections cardiaques*, si souvent compliquées de *congestion rénale*.

Néphrites. — Antisepsie intestinale (p. 35); antisepsie simple (p. 40); antisepsie évacuante (p. 42); badigeonnages sudorifiques et diurétiques (p. 65); glycérophosphates (p. 100); néphrine (p. 169); séquardine (p. 184).

Neurasthénie. — Bains froids (p. 67); douche ascendante (p. 87); glycérophosphates (p. 100); séquardine (p. 184); spermine (p. 222); transfusion nerveuse (p. 238): sérum artificiel (p. 189); injections sous-cutanées (p. 190).

Névralgie. — Pulvérisations révulsives (p. 178); séquardine (p. 184).

Névrite optique. — Séquardine (p. 184).

Nitrate d'argent. — Antisepsie des voies respiratoires inférieures (p. 24).

Nitrite d'amyle dans la pneumonie. — PRINCIPE DE LA MÉTHODE. — Nouveau traitement proposé pour la pneumonie (Ch. Hayem), le nitrite d'amyle modifierait la circulation.

NATURE ET DOSE DU MÉDICAMENT. — Une à deux inhalations chaque jour: 15 gouttes sur une compresse renouvelée jusqu'à concurrence de 50 et même de 100 gouttes en l'espace de 3 à 5 minutes.

MODE D'ACTION. — N'agirait pas sur le pneumocoque, mais faciliterait la circulation pulmonaire et la reprise des exsudats.

EFFETS. — Ceux du nitrite d'amyle, rougeur de la face allant jusqu'à la cyanose (méthémoglobine), accélération, petitesse du pouls.

INDICATIONS. — Essayé dans la *pneumonie* avec résultats favorables, dans la *tuberculose* sans grand avantage.

Nitrite de sodium contre la syphilis. — PRINCIPE DE LA MÉTHODE. — Les propriétés bactéricides de ce sel ont fait penser à l'appliquer au traitement de la syphilis (Petrone, de Naples).

NATURE DU MÉDICAMENT. — Le nitrate de sodium en solution à 2 à 3 p. 100.

MODE D'ADMINISTRATION. — Voie sous-cutanée.

DOSE. — De 0,05 à 0,50 graduellement, en deux injections chaque jour.

EFFETS. — A. *Locaux.* — Un peu de douleur à l'injection et un peu d'empâtement.

B. *Généraux.* — Rétroversion des accidents syphilitiques.

INDICATIONS. — La *syphilis* rebelle aux traitements habituels.

Obésité. — Glycérophosphates (p. 100) ; suc thyroïdien (p. 238).

Occlusion intestinale. — Lavage de l'intestin (p. 152).

Œdème du poumon. — Suc pulmonaire (p. 227).

Or. — PRINCIPE DE LA MÉTHODE. — L'or se place à côté du mercure par son rang de classification chimique. On peut donc penser à le substituer à ce dernier.

NATURE DU MÉDICAMENT. — On a proposé l'or sous forme de bromure d'or, en pilules par exemple.

DOSE. — On n'emploie guère que quelques milligrammes du composé aurique.

MODE D'ACTION ET EFFETS. — Le bromure d'or agit d'une façon spécifique, analogue au mercure.

ACCIDENTS. — Du délire, de l'excitation cérébrale, de la salivation, peuvent résulter de l'emploi des sels d'or ; le bromure n'est pas exempt de ces accidents d'*aurisme*.

INDICATIONS. — Le mercure reste toujours le médicament de choix dans le traitement de la *syphilis*. On doit toujours commencer par lui ; mais lorsqu'il ne rend pas ce qu'on en attend, on peut essayer d'autres corps, de l'or par exemple. Voir : Cuivre (p. 83); Nitrite de sodium (p. 171).

Organothérapie. — Cardine (p. 80) ; néphrine (p. 169); ovairine (p. 173); séquardine (p. 184); suc médullaire (p. 226) ; suc pancréatique (p. 226); suc pulmonaire (p. 227) ; suc splénique (p. 227) ; suc surrénal (p. 227) ; suc thyroïdien (p. 228) ; suc thymique (p. 228); transfusion nerveuse (p. 238) ; transfusion médullaire (p. 238).

Un certain nombre d'organes n'ont pas encore été jusqu'ici essayés, muscles, ganglions lymphatiques, foie, etc. ; on pourrait y avoir recours.

Ostéite. — Glycérophosphates (p. 100).

Ovairine. — PRINCIPE DE LA MÉTHODE. — Si la sécrétion interne testiculaire représente le produit mâle, l'ovairine ou extrait ovarique représente la production femelle.

NATURE DE L'AGENT THÉRAPEUTIQUE ET PRÉPARATION. — L'agent thérapeutique consiste dans la glande ovarienne de femelles d'animaux, mise en extrait glycériné au 1/10.

MODE D'ADMINISTRATION. — On l'injecte sous la peau.

DOSE. — La quantité varie de 1 à 1cc et demi par jour.

10.

MODE D'ACTION. — La sécrétion interne de l'ovaire est suppléée par les injections.

EFFETS. — Mêmes effets qu'avec l'extrait orchitique (p. 184).

INDICATIONS. — Bien qu'on puisse employer l'ovarine aux mêmes usages que la séquardine (p. 184), le suc ovarien se trouverait plus particulièrement indiqué dans les *troubles nerveux consécutifs à l'ovariotomie, à l'hystérectomie*, et dans diverses manifestations de l'*hystérie*.

Ozone. — PRINCIPE DE LA MÉTHODE. — On a attribué à l'ozone une part dans les résultats des cures d'air. Il s'en développe par l'oxydation de la térébenthine dans les bois de sapins, fait qu'on peut vérifier à l'aide du papier ozononoscopique. La foudre, l'étincelle électrique, fait aussi naître de l'ozone. De là, l'idée d'employer l'ozone en thérapeutique (D. Labbé, Oudin).

NATURE DE L'AGENT THÉRAPEUTIQUE. — On se sert de l'air chargé d'ozone à l'aide de fortes décharges électriques.

Des appareils spéciaux, construits *ad hoc*, permettent au malade de respirer le gaz qui s'échappe de l'appareil. Cet appareil se compose essentiellement d'un tube en verre dans lequel ont lieu les décharges produites par une machine statique de petit modèle. L'air entre par une ouverture et sort ozonisé par une autre ouverture.

DOSE. — On fait des séances d'un quart d'heure environ qu'on renouvelle.

EFFETS. — A. *Immédiats.* — Parfois légère sensation ébrieuse.

B. *Tonification générale.*—Augmentation de nombre des globules rouges ; augmentation de la force au dynamomètre.

INDICATIONS. — C'est le traitement des états de faiblesse organique, *anémie, tuberculose*, etc.

Pancréas. — Suc pancréatique (p. 226).

Paralysie agitante. — Séquardine (p. 184); transfusion nerveuse (p. 238) ; transfusion médullaire (p. 238); streptocoxine (p. 224).

Paralysie pseudo-hypertrophique. — Séquardine (p. 184).

Paralysies. — Glycérophosphates (p. 100); suggestion (p. 235) ; transfert (p. 237) ; transfusion nerveuse (p. 238) ; transfusion médullaire (p. 238).

Pérityphilite. — Typhlite. — Antisepsie intestinale (p. 35); antisepsie simple (p. 40); antisepsie évacuante (p. 42); lavage intestinal (p. 152) ; lavements antiseptiques (p. 43).

Permanganate de potasse. — Antisepsie des voies digestives et respiratoires supérieures (p. 16).

Phénate de mercure. — Injections sous-cutanées de sels mercuriels solubles (p. 128).

Phénique (acide). — Antisepsie interne générale (p. 13); antisepsie des voies digestives et respiratoires supérieures (p. 16); antisepsie des voies respiratoires inférieures (p. 25); inhalations (p. 25); vaporisations (p. 27); solution mère (p. 52) ; antisepsie de la peau (p. 48); bains antiseptiques (p. 48) ; antisepsie des mains (p. 50); antisepsie du champ opératoire (p. 54); solution glycérinée (p. 52).

Phénosalyl. — Antisepsie des voies digestives et

respiratoires supérieures (p. 17) ; injections nasales (p. 20).

Phosphaturie. — Glycérophosphates (p. 100).

Phosphore. — L'emploi du phosphore, principalement sous forme d'*huile phosphorée*, se prescrit à l'intérieur.

PRINCIPE DE LA MÉTHODE. — Cette méthode a pour but d'agir d'abord sur les os et ensuite sur le système nerveux.

NATURE DU MÉDICAMENT :

Phosphore.......................	0,01 à 0,05 centigr.
Huile de foie de morue...........	100 grammes.

DOSE. — Selon l'âge par cuillerées à café ou à dessert, 2 ou 3 fois dans la journée. Préférer les solutions faibles aux fortes.

M. Edward Ellis recommande une autre formule :

Phosphore.......................	0,06 centigr.
Huile de foie de morue...........	30 grammes.

Laisser reposer 15 jours dans un endroit frais et sombre et ajouter :

Huile de girofle....................	V gouttes.

Donner de cette préparation 5 gouttes, 3 fois par jour dans une émulsion d'amandes.

L'huile de foie de morue peut être remplacée avantageusement, pour les médecins qui mettent sur son compte les troubles digestifs, par une huile ordinaire ou par un corps gras autre.

Trousseau avait, il y a déjà longtemps, donné le *beurre phosphoré*.

On a dans le même but présenté la *lipanine*, qui n'a peut-être pas aussi bon goût.

Phosphore.......................	0,01 centigr.	
Lipanine........................	30 grammes.	
Sucre blanc pulvérisé........	ãã 15	—
Gomme arabique en poudre...		
Eau distillée..................	40	—

Pour faire une émulsion.

Une cuillerée à café par jour.

MODE D'ACTION. — Le phosphore favoriserait la sclérose des os et par conséquent serait capable d'en arrêter l'inflammation. Il n'y a pas d'action vraiment spécifique.

EFFETS. — A longue échéance, les os reprennent leur état normal et l'état général s'améliore.

Action tonique sur le système nerveux central.

ACCIDENTS. — Il faut surveiller les accidents gastro-intestinaux, fractionner les doses, suspendre quelque temps l'administration du médicament, pour éviter l'accumulation.

On ne prescrit pas de doses suffisantes pour avoir à craindre le phosphorisme.

Parfois éruptions eczématiformes ou urticariennes sous l'influence du traitement.

INDICATIONS. — Le *rachitisme* (Max Kassowitz) surtout se trouve bien de la médication phosphorée.

On la prescrit aussi dans la *pneumonie* (Rochas, Faria), dans la *neurasthénie* et comme tonique nerveux.

Pilocarpine. — Badigeonnages sudorifiques et diurétiques (p. 65).

Piperazine. — Spermine (p. 222).

Pleurésie. — Badigeonnages diurétiques et sudorifiques (p. 65) ; enveloppements froids (p. 88) ; lavements froids (p. 169).

Pleurésie purulente. — Abcès de fixation (p. 9) ; antisepsie des voies respiratoires inférieures (p. 25) ; inhalations (p. 26) ; médication interne (p. 29).

Pneumonie aiguë. — Abcès de fixation (p. 9) ; air chaud (p. 12) ; air froid (p. 11) ; antisepsie générale (p. 13) ; antisepsie des voies respiratoires et digestives supérieures (p. 16) ; antisepsie pulmonaire (p. 24) ; antisepsie par la médication interne (p. 29) ; antisepsie par la voie pulmonaire (p. 29) ; antisepsie par injections intratrachéales (p. 29) ; antisepsie par injections intraparenchymateuses (p. 29) ; bains froids (p. 67) ; enveloppements froids (p. 88) ; injections intraveineuses (p. 192) ; lavements froids (p. 169) ; nitrite d'amyle (p. 171) ; sérum antipneumonique (p. 209) ; sérum antistreptococcique (p. 206), sérum artificiel (p. 189).

Polyurie. — Séquardine (p. 184).

Prostatite. — Antisepsie médicale des voies urinaires (p. 47).

Pseudo-leucémie. — Suc médullaire (p. 225) ; ferrugineux en injections sous-cutanées (p. 97).

Psoriasis. — Suc thyroïdien (p. 228).

Pulvérisations antiseptiques (p. 27).

Pulvérisations révulsives, stypage (Bailly [de Chambly]). — Principe de la méthode. — Ce n'est pas une méthode tout à fait neuve, son actualité tient aux substances nouvellement mises en usage pour obtenir la réfrigération révulsive.

Nature des médicaments. — On arrive à produire le

froid à l'aide de chlorures alcooliques, *chlorure de méthyle*, *chlorure d'éthyle*, dont le passage de l'état liquide à l'état gazeux développe un froid intense.

Le *menthol* sous forme de crayon (*crayon migraine*) n'agit pas autrement.

ADMINISTRATION. —Renfermés dans des récipients cylindriques métalliques parfaitement clos, ces chlorures sont lancés sous forme de douche et promenés sur les régions malades sans demeurer à la même place (fig. 14).

Le chlorure d'éthyle se manie plus facilement que le chlorure de méthyle. On

le livre même dans le commerce dans des tubes ou des récipients en verre spéciaux (fig. 15); la chaleur de la main suffit à expulser le jet

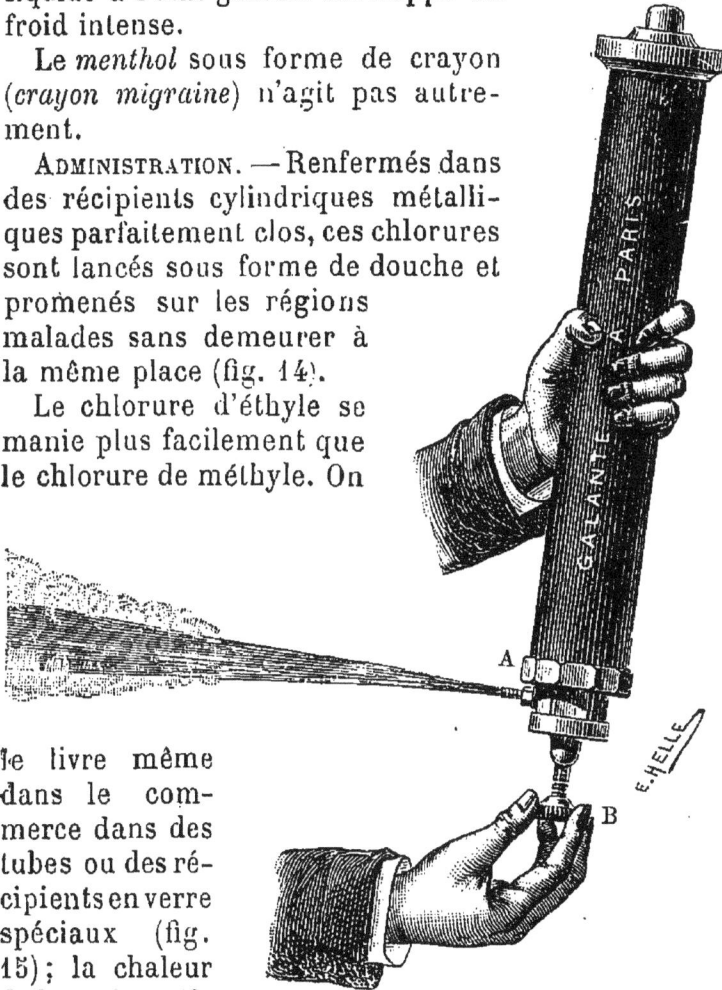

Fig. 14. — Appareil à chlorure de méthyle.

de liquide volatile. Dans l'emploi du chlorure de méthyle, pour éviter une congélation trop forte, on peut interposer une toile imperméable ou faire le stypage.

Fig. 15. — Ampoule pour la conservation du chlorure d'éthyle.

Celui-ci consiste à lancer le liquide sur une boulette d'ouate et de promener celle-ci tout imprégnée de givres à l'endroit voulu.

LIEUX D'APPLICATION. — Exclusivement sur la peau, sur le trajet des nerfs, sciatique, trifacial, etc. C'est un mode de révulsion commode.

MODE D'ACTION. — Il s'y joint aussi l'anesthésie locale consécutive au froid intense.

EFFETS. — Immédiatement il y a rougeur, puis blancheur de la peau jusqu'à l'aspect d'une raie de congélation qu'on doit éviter. La douleur varie avec le degré de sensibilité des individus.

Ultérieurement par réaction la peau rougit, parfois il y a formation de phlyctène, il y a même possibilité d'eschare.

ACCIDENTS. — On doit éviter les muqueuses, yeux, vulve, les régions à peau délicate, organes génitaux, sous peine de produire des vrais vésicatoires et surtout des eschares.

INDICATIONS. — Les pulvérisations réussissent dans la *migraine*, les *névralgies* de toutes espèces et de toute nature, quel qu'en soit le siège, sciatique, crural, trifacial.

Les pulvérisations agissent encore par leur anethésie pour les opérations rapides, pour les opérations sur la peau, dans les diverses *interventions sur les dents.*

Pyélite, pyélo-néphrite. — Antisepsie médicale des voies urinaires (p.47); néphrine (p. 169).

Pyrophosphate de fer citro-ammoniacal. — Ferrugineux par voie sous-cutanée (p. 97).

Pyrophosphate ferrico-sodique. — Ferrugineux par voie sous-cutanée (p. 97).

Quinine (Sels de). — Chlorhydrate, bichlorhydrate, injections sous-cutanées (p. 117); injections intra-veineuses (p. 117).

Rachitisme. — Glycérophosphates (p. 100); phosphore (p. 176).

Rage. — Vaccination rabique (p. 244).

Résorcine. — Antisepsie des voies digestives et respiratoires supérieures (p. 16); antisepsie laryngée par badigeonnages (p. 24); vaporisations (p. 27).

Rhumatisme articulaire chronique. — Glycéro-phosphates (p. 100); séquardine (p. 184).

Rhumatisme cérébral. — Bains froids (p. 67).

Rougeole. — Antisepsie générale (p. 13); antisep-sie des voies digestives et respiratoires supérieures (p. 16); antisepsie de la peau (p. 48); badigeonnages antifébriles (p. 48); bains froids (p. 67); drap mouillé (p. 88); injections sous-cutanées de quinine (p. 117); lavements froids (p. 164).

Salicylate de bismuth. — Antisepsie intestinale (p. 35); astringente (p. 44).

Salicylate de magnésie. — Antisepsie intestinale (p. 42); évacuante (p. 35).

Salicylate de mercure. — Injections sous-cutanées de sels mercuriels solubles (p. 127).

Salicylique (Acide). — Antisepsie interne générale (p. 15); antisepsie des voies digestives et respiratoires supérieures (p. 20); instillations intratrachéales (p. 138); vaporisations (p. 27).

Salol. — Antisepsie des voies digestives et respiratoires supérieures (p. 18); antisepsie intestinale (p. 37); simple (p. 40); antisepsie des voies urinaires (p. 47).

Sang défibriné en lavements. — PRINCIPE DE LA MÉTHODE. — Le sang, agent tonique, a des inconvénients par voie sous-cutanée; on tente de l'introduire par le rectum.

NATURE DE L'AGENT THÉRAPEUTIQUE, PRÉPARATION. — Voici, d'après M. Antiq, le *modus faciendi* : le sang employé est du sang de bœuf provenant d'animaux dont l'état de santé était parfaitement sûr. Une fois battu, le sang est conservé dans des flacons d'un 1/2 litre.

DOSE. — La dose est de 125 grammes, administrés matin et soir.

Les flacons ayant été conservés en lieu frais, on les fait chauffer au bain-marie au moment d'administrer le lavement. La malade doit garder le lavement le plus longtemps possible et essayer même de le conserver complètement. Dans les cas où il se produirait quelques coliques légères, il faudrait administrer un lavement évacuant quelques instants auparavant ou, si cela ne suffit pas, ajouter au lavement de sang trois ou quatre gouttes de laudanum.

Le traitement doit se faire par séries. On administre les lavements pendant 8 jours, puis on les interrompt pendant une semaine, pour les reprendre 8 jours encore, et ainsi de suite. Plus tard on peut laisser une période de temps plus considérable entre chaque série.

MODE D'ACTION. — Avec le sang en lavements on est en présence d'une action tonique.

EFFETS. — Augmentation du nombre des globules, de leur valeur, de leur teneur en hémoglobine, amélioration de l'état général, tels sont les résultats observés.

INCONVÉNIENTS. — On ne peut prolonger la médication sans risquer d'irriter la muqueuse rectale. Avec quelques interruptions, on pare à cet inconvénient.

INDICATIONS. — Cette médication convient surtout aux *anémiés*, à la *chlorose* et à tous les états où il y a *déglobulisation du sang, anémie pernicieuse, pseudoleucémie, leucémie*.

Saturnisme, encéphalopathie saturnine. — Bains froids (p. 67).

Savons antisepsiques. — Antisepsie de la peau ; antisepsie des mains (p. 48, 50); antisepsie du champ opératoire (p. 54).

Scarlatine. — Antisepsie générale (p. 13) ; antisepsie des voies digestives et respiratoires supérieures (p. 16); antisepsie de la peau (p. 48); badigeonnages antifébriles (p. 58) ; bains froids (p. 67); drap mouillé (p. 88); injections sous-cutanées de quinine (p. 117); lavements froids (p. 164).

Sciatique. — Glycérophosphates (p. 100); pulvérisations révulsives (p. 178).

Sclérose en plaques. — Séquardine (p. 184).

Scorbut. — Glycérophosphates (p. 100) ; sérum artificiel (p. 189) ; injections sous-cutanées (p. 190).

Sénescence. — Glycérophosphates (p. 100) ; séquardine (p. 184) ; spermine (p. 222) ; transfusion nerveuse (p. 238).

Séquardine ou extrait testiculaire. — C'est la première en date des *médications par les extraits organiques* (méthode de Brown-Séquard, *organothérapie*) (Combe) (1).

PRINCIPE GÉNÉRAL DE LA MÉTHODE. — Le séquardisme, méthode de Brown-Séquard ou médication générale par les extraits organiques, organothérapie, repose sur des bases essentiellement physiologiques et scientifiques.

Dès 1869, Brown-Séquard, à son cours officiel à l'École de médecine de Paris, posait en principe que, scientifiquement, toutes les glandes, avec ou sans conduit excréteur, possédaient toutes une *sécrétion interne*, une récrémentition. Il montrait de plus que ce produit, sur la nature duquel on ne pouvait encore que faire des hypothèses, avait pour l'organisme une utilité manifeste.

Comme preuve, on n'a qu'à considérer les changements frappants qu'imprime à tout l'organisme l'ablation des testicules, et qu'on trouve si manifeste chez l'eunuque et le castrat.

Comme preuve, on peut encore donner les résultats qu'entraîne la privation du corps thyroïde, qui crée la cachexie strumiprie ou myxœdème.

Mais cette sécrétion interne n'est pas dévolue aux

(1) Ch. Éloy, *La méthode de Brown-Séquard*, J.-B. Baillière édit.

seules glandes ; Brown-Séquard l'a supposée apparte-
nir à la cellule même, à l'unité composante de nos
tissus. Chaque cellule, chaque utricule organique,
représente, d'après les lois de la biologie générale,
une glande en miniature et en possède toutes les propriétés.

De là, l'idée d'injecter aux malades le suc ou extrait
organique de l'organe dont la fonction est atteinte ou
plus ou moins annihilée.

L'orchidothérapie est la première en date (1889),
celle qui a valu au début tant de railleries à son
auteur.

NATURE DE L'AGENT MÉDICAMENTEUX ET MODE DE PRÉPA-
RATION. — On se sert dans cette méthode du suc retiré
des glandes testiculaires.

Au début, Brown-Séquard se servait de testicules de
chien vigoureux de deux à trois ans (Villeneuve), ou
d'un cobaye mâle. Les glandes aseptiquement enlevées
aux animaux, on les broyait avec 2 ou 3 centimètres
cubes d'eau distillée et on filtrait l'émulsion obtenue
sur du papier Joseph. Du liquide rosé qui coulait, on
injectait sous la peau 1 centimètre cube. Mais par ce
procédé l'injection provoquait de la douleur et de
l'inflammation locale.

Actuellement, pour obtenir un liquide aseptique et
actif en grande quantité, on s'adresse aux testicules
gorgés de sang du bélier ou du taureau, ainsi qu'à
d'autres gros animaux fraîchement abattus. Après
nettoyage et section en tranches, on fait macérer les
rondelles d'organes dans la glycérine neutre à 30°, dans
la proportion d'un litre pour 1 kilogramme d'organe.
Au bout de 24 heures, on ajoute 1/2 litre d'eau salée
à 5 p. 1000. On filtre une heure après au papier
d'abord, puis on soumet le liquide à la filtration de la
bougie sous pression d'acide carbonique de 30 à
90 atmosphères.

MODE D'ADMINISTRATION ET TECHNIQUE. — On peut administrer le liquide résultant de la trituration de testicules d'animaux et dilué avec 6 fois son poids d'eau, par la *voie rectale*. C'est un moyen quand on ne peut avoir une préparation aseptique. Ces *lavements invigorants* ont l'avantage de pouvoir se préparer partout, alors même qu'on serait pris au depourvu.

En général, on emploie le suc testiculaire après sa filtration et stérilisé par l'acide carbonique sous forme d'*injections sous-cutanées*.

L'extrait testiculaire s'emploie dilué à moitié, sous peine de provoquer la douleur.

TECHNIQUE. — Une seringue qu'on puisse stériliser, une aiguille pas trop fine, voilà l'instrumentation.

Comme précaution : asepsie et antisepsie de la peau.

L'anesthésie locale n'a guère d'utilité, elle aurait peut-être des inconvénients.

DOSAGE. — Chaque injection doit contenir au minimum *un demi-centimètre cube*, au maximum, 3 *centimètres cubes* de l'extrait normal, compté non dilué.

On fait *chaque jour de une à six injections*.

En cas d'impossibilité, on administrera 2 fois par semaine une dose de 4 à 8 centimètres cubes du suc testiculaire.

La durée du traitement ne comptera pas moins de 3 semaines consécutives, après lesquelles on interrompra momentanément le traitement pour le reprendre peu de temps ensuite.

MODE D'ACTION. — Le processus intime par lequel agissent les injections séquardiennes échappe un peu à l'investigation directe. On peut supposer que les produits de résorption, utiles à l'organisme, que fournit le liquide testiculaire vont directement stimuler chaque élément organique en particulier, d'où l'accroissement de la vitalité et le rétablissement des fonctions importantes.

EFFETS. — A la suite des injections orchitiques on remarque des effets, les uns *locaux*, les autres *généraux*, comme l'a bien distingué M. Ch. Eloy.

A. *Locaux*. — Au point de la piqûre il se développe de la *douleur* variable pour bien des raisons.

Selon la région, elle se montre plus forte au bras qu'à la cuisse. C'est à peu près la loi habituelle dans les injections sous-cutanées.

Sa durée, parfois assez courte, peut aussi se prolonger de 5 à 6 heures.

Son caractère change avec les individus, lancinante, cuisante, urticante, tensive, etc.

A la douleur et en corrélation avec elle, se développe de la *rougeur* avec *chaleur* de la peau, en somme de la réaction inflammatoire, depuis la plaque d'érythème, jusqu'à la lymphangite ; beaucoup plus rares les abcès, qui dénotent un manque de précautions ou des solutions trop concentrées. Du reste, l'injection profonde met à l'abri de ces accidents rares, malgré tout.

Ces effets locaux n'ont qu'une importance très relative.

B. *Généraux*.— Ils portent sur les différents systèmes.

1° *Système nerveux et musculaire*. — On peut les résumer, avec M. Ch. Eloy, en deux mots : *excitation*, *stimulation*. C'est la tonification de toutes les fonctions psychiques, et organiques, du cerveau, de la moelle et du grand sympathique. Du côté du cerveau, accroissement des *facultés intellectuelles*, de la *sensibilité*, de la *motilité ;* du côté de la moelle, renforcement des réflexes, en particulier dans la sphère des réservoirs, *défécation, miction, fonction génitale*.

2° *Système musculaire*. — Même augmentation de la force, constatée au dynamomètre.

3° *Sécrétion, circulation, température, nutrition, sang.*

— Les modifications sur les sécrétions, sur la circulation, sur la température, sur la nutrition, sur le sang, etc., dérivent de l'action générale tonique et régulatrice de l'extrait orchitique.

C'est en résumé un *médicament dynamogène*, et c'est comme tel qu'il doit s'employer.

INCONVÉNIENTS. — Il n'y a pas d'accidents véritables, mais quelques légères complications locales principalement.

L'injection sous-cutanée peut produire, outre de la douleur, des lymphangites plus ou moins circonscrites, des abcès, des phlegmons.

Avec les liquides sérieusement préparés et convenablement, aseptiquement injectés, on doit ne rien observer de ces désagréments.

Les lavements invigorants, si le suc testiculaire n'a pas été additionné d'une quantité d'eau suffisante, causent de l'irritation rectale, accusée par une sécrétion muqueuse plus ou moins abondante.

INDICATIONS. — La séquardine est indiquée dans les états suivants :

Anémie simple ou *posthémorragique; aliénation mentale*, surtout avec stupeur; *ataxie locomotrice diverse de la moelle; sclérose*, en plaques, des cordons latéraux ou antérieurs, diffuse; *cachexie* de causes diverses, cancéreuse, tuberculeuse, palustre, *chorée, débilité sénile, diabète sucré* et *polyurie simple; fibromes utérins; goitre exophtalmique; gangrène pulmonaire; hystérie; incontinence nocturne d'urine; maladie d'Addison; maladies du cœur, artério-sclérose*, sclérose cardiaque; *maladies du foie, de l'estomac, de l'intestin*, de l'utérus; *maladies du rein, albuminuries* diverses; *neurasthénie; névralgies; névrite optique; paralysie agitante, paralysie générale; paralysies d'origine variée, paralysie pseudo-hypertrophique; rhumatisme; sénescence.*

Pour avoir des succès, il faut avoir de la persévérance et de la continuité dans le traitement.

Il ne faut pas tomber dans l'excès de considérer la médication orchitique comme une panacée qui guérirait tous les maux. Elle est absolument incapable d'effacer les lésions indélébiles ; mais elle peut dans de telles affections amener une amélioration inusitée avec les autres traitements, par le relèvement considérable des forces.

CONTRE-INDICATIONS. — Il est certain que, pour agir, le liquide testiculaire doit s'adresser à des organes encore capables de répondre à l'excitation thérapeutique.

C'est ainsi qu'on échouera dans la *décrépitude incurable*, dans certaines formes d'*aliénation mentale* et dans tous les cas particuliers où la déchéance est trop profonde, dans l'*épilepsie avec idiotie, gâtisme, porencéphalie*, etc.

Sérum artificiel, eau salée. — Sous le nom de *sérum artificiel*, on emploie des solutions salines à base de chlorure de sodium ; leur emploi constitue un mode spécial de sérothérapie.

PRINCIPE DE LA MÉTHODE. — On a l'intention de compenser ainsi les pertes de sérum sanguin ou d'en diluer la toxicité.

NATURE DU MÉDICAMENT. — Malgré quelques variétés dans les formules, il s'agit toujours de chlorure de sodium.

La plus simple des solutions est la suivante :

Chlorure de sodium	6 grammes.
Eau distillée stérilisée	1 litre.

Le sérum artificiel de M. J. Chéron comprend :

Chlorure de sodium.............	20	grammes.
Sulfate de soude...............	80	—
Phosphate de soude............	40	—
Acide phénique neigeux..........	10	—
Eau bouillie....................	1000	—

11.

Tous les 3 jours, environ 10 grammes.

La solution de M. Ch. Hayem est la suivante :

Chlorure de sodium............	5 grammes.
Sulfate de soude...............	10 —
Eau bouillie...................	1000 —

Cette solution permet des injections copieuses.

M. Galvagni (de Modène) a proposé une autre préparation :

Chlorure de sodium................	7.50
Bicarbonate de soude..............	5 grammes.
Eau distillée bouillie q. s. pour 1 litre.	

Le sérum artificiel de M. Crocq (de Bruxelles) se compose de :

Phosphate neutre de sodium......	2 grammes.
Eau distillée...................	100 —

On voit qu'ici on n'a plus recours au chlorure de sodium.

On l'utilise plutôt comme succédané des extraits organiques à faibles doses, 1 centimètre cube, que comme liquide de transfusion.

Les solutions de phosphates exigent une préparation récente ; elles cultivent facilement des cryptogames.

MODE D'ADMINISTRATION. — Le sérum artificiel constitue essentiellement un médicament d'absorption directe, soit qu'on l'introduise sous la peau en injections sous-cutanées, soit qu'on le fasse pénétrer dans les veines mêmes.

A. **Injections sous-cutanées de sérum artificiel.** — TECHNIQUE. — On peut se servir d'un appareil Potain ou Dieulafoy, ou seulement du trocart de ces instruments auquel on adapte un tube en caoutchouc, auquel on ajuste soit un irrigateur bien propre, soit un récipient qu'on puisse élever à une certaine hauteur.

L'appareil de M. Burlureaux peut être utilisé.

On veillera à la propreté des différentes pièces, à leur antisepsie.

La peau sera au préalable bien nettoyée.

L'injection est poussée lentement. Elle dure 20 à 30 minutes.

LIEUX DE L'INJECTION. — On peut faire l'injection dans la région interscapulaire, aux flancs, dans la région inguinale, à la face interne des cuisses.

DOSES. — *Chez l'adulte*, on introduit en une fois 200 à 600 centimètres cubes de solution à une seule place. On peut renouveler la dose 1 ou 2 fois à 1 ou 2 autres places, jusqu'à 2 litres 1/2 par séance.

Chez les enfants jeunes, on n'a guère besoin de plus de 10 centimètres cubes, répétés 2 ou 3 fois par jour. On pratique l'injection sous la peau des lombes ou dans le péritoine même. La seringue de Roux peut servir à cet usage.

Toutes les solutions doivent être maintenues à la température de 37°. Chez les malades hyperthermiques 38° et même 39° convient mieux, 35 à 36°, chez les hypothermiques.

On filtre sur du papier Berzélius stérilisé et plié triple.

MODE D'ACTION. — L'eau salée agit comme succédané du sérum sanguin perdu par les selles diarrhéiques.

EFFETS. — A. *Locaux.* — Réaction modérée.

B. *Généraux.* — Ces injections produisent une *augmentation de la tension vasculaire*, une *suractivité des sécrétions*, *l'accroissement du nombre des hématoblastes chez les nourrissons*.

Parfois et le plus souvent chez les sujets tuberculeux même avec des lésions latentes, on peut observer (Hutinel) une *ascension thermique* de 1° à 2°5, une *poussée congestive du côté des lésions tuberculeuses* analogue à celle que provoque la tuberculine.

Elles soutiennent l'action du cœur, provoquent la diurèse.

INDICATIONS. — Dans toutes les affections où l'on a besoin de renouveler ou de remplacer une certaine quantité de sérum sanguin, on peut avoir recours à la méthode des injections d'eau salée, par exemple dans l'*anémie grave*, la *chlorose*, dans les *hémorragies*, mais on doit prendre dans ce dernier accident la précaution de ne pas faire trop augmenter la tension vasculaire qui le reproduirait. La *gastro-entérite*, les *intoxications gastro-intestinales* des nourrissons indiquent les injections d'eau salée. Il en est de même dans les différentes *affections cholériformes, choléra indien, choléra nostras, dysenterie nostras*, ou des pays chauds.

B. **Injections intraveineuses de sérum artificiel.** — PRINCIPE DE LA MÉTHODE. — Les injections intraveineuses introduisent directement la solution salée dans le sang.

NATURE DU MÉDICAMENT. — Le sérum artificiel a la formule suivante :

Chlorure de sodium..............	6 grammes.
Hydrate de soude................	0.05 centigr.
Eau stérilisée q. s. pour faire un litre.	

Dans un récipient stérilisé.

De cette solution, on injecte de 1500 à 2000 centimètres cubes et même 2500.

Dans un autre ordre d'idées, M. Galvagni (de Modène) a proposé des injections intraveineuses à la dose de 200 grammes de la solution :

Chlorure de sodium..............	1.5 centigr.
Bicarbonate de soude.............	5 grammes.
Eau distillée bouillie..............	q. s. pour un litre.

Ce liquide a pour but de prévenir la coagulation du

sang, dans les cas de collapsus cardiaque, en particulier dans la pneumonie.

TECHNIQUE. — On choisit au pli du coude la veine
céphalique ou une autre, si elle est plus apparente.
Certains adoptent la saphène. Au préalable, on net-
toie et on aseptise la peau de la région.

Pour la céphalique, une lancette, flambée ou mise à
l'eau bouillante, sert à sectionner la peau jusqu'à la
veine. A l'aide de ciseaux, bien coupants du bout,
antiseptisés de même, on sectionne latéralement la
veine en V la pointe en bas. On veille à ce qu'un pelo-
ton graisseux sous-cutané ne vienne pas obstruer
l'ouverture faite au vaisseau. Un petit trocart aseptique est introduit vers l'épaule, il doit obstruer
toute la section.

Pour la saphène, on la dissèque légèrement, on
la charge sur la sonde cannelée.

On a fait l'injection dans les artères (artérioclyse).

On relie le trocart à un tube de caoutchouc amorcé
à l'avance, qui laisse écouler le liquide contenu dans
un récipient un peu élevé.

On règle l'écoulement de façon qu'il se fasse lentement.

Lorsqu'on a introduit toute la quantité voulue de
liquide, on retire le trocart et l'on fait un pansement
antiseptique et compressif sur la veine au-dessus de
la plaie.

Si l'on a besoin de pratiquer une seconde injection,
on devra ou prendre une autre veine ou faire la
seconde incision au-dessus de la première.

ACCIDENTS. — On doit les éviter si l'on n'emploie
que des instruments et des solutions absolument
stérilisés.

L'*embolie* ne peut se produire qu'avec un liquide
mal filtré.

La *phlébite* simple s'observe, parfois même suppurée ; assez souvent il se fait un thrombus, ce qui n'a pas d'importance.

A côté des accidents, on doit mentionner les complications opératoires.

Chez les sujets gras, il y a une certaine difficulté à rencontrer la veine, masquée par le pannicule adipeux. On peut sectionner complètement la veine, accident à craindre lorsqu'on tombe sur une veine de petit calibre.

Il ne faut pas non plus en faire la dissection, sous prétexte de l'isoler.

Mode d'action. — Comme pour les injections souscutanées, mais avec plus de rapidité.

Effets. — A. *Locaux*. — Peu de réaction immédiate, ultérieurement un peu de phlébite adhésive.

B. *Généraux*. — Immédiatement, à la fin de la transfusion, on observe le plus souvent un frisson.

Les injections intraveineuses de solution salée donnent lieu à de véritables *résurrections*.

Les effets se montrent surtout remarquables sur l'appareil cardio-vasculaire.

Le pouls réapparaît et se relève ; la pression nulle augmente considérablement.

Le cœur régularise et ralentit ses battements.

La diurèse s'établit un peu plus tardivement.

Indications. — On fait la transfusion intraveineuse avec les solutions salines, principalement dans le *choléra*.

Il y a deux manières de comprendre l'indication des injections intraveineuses d'eau salée.

Elles sont indiquées lorsque la circulation se ralentit, lorsqu'il y a menace de *collapsus*, *hypothermie*, *anurie*.

Un certain nombre d'auteurs (Hayem, Lesage) font la transfusion intraveineuse sans attendre que le pouls radial soit insensible, dès qu'il faiblit et ne se relève pas malgré les bains chauds.

D'autres (Gaillard) n'agissent pas avant l'algidité et le collapsus.

Il y a un moyen terme, ne pas trop se hâter, mais aussi ne pas trop attendre. Il y a même moins de risque à intervenir tôt, que d'attendre trop.

On peut établir une sorte de réciprocité entre les injections intraveineuses et les sous-cutanées. Aux cas graves sont réservées les premières; aux cas légers, les dernières.

En dehors du choléra, on pratique la transfusion aqueuse dans la *pneumonie;* dans le *diabète* (coma diabétique), on injecte des solutions de bicarbonate de soude (voir p. 78), ou la solution de Galvagni.

Les injections d'eau salée s'appliquent à l'anurie dans la *scarlatine*, l'*urémie*.

C. Lavements de sérum artificiel. — On peut aussi (P. T. Newstide) substituer aux injections sous-cutanées, intrapéritonéales ou intraveineuses d'eau salée des lavements avec les mêmes solutions.

Nature de l'agent thérapeutique. — Aux solutions précédentes on ajoute quelques gouttes de laudanum afin de faire garder le lavement.

Effets. — Les mêmes que ci-dessus, mais moins rapides.

Indications. — Les mêmes aussi.

Inconvénients. — L'irritation réelle survient au bout de quelque temps.

Sérum anticancéreux. — Jusqu'ici on n'avait guère fait usage du sérum anticancéreux que contre les néoplasmes chirurgicaux. De ce fait on ne pouvait pas faire figurer la nouvelle méthode dans un formulaire médical, à moins de prétendre en faire une méthode médicale appliquée au traitement des affections cancéreuses chirurgicales. Mais l'extension de la sérothérapie anticancéreuse aux affections médicales nous en permet la description.

PRINCIPE DE LA MÉTHODE. — D'expériences tentées chez les animaux, on a cru obtenir la résistance à l'inoculation cancéreuse par l'injection de suc cancéreux filtré. C'est le sérum des animaux ainsi rendus réfractaires qu'on a essayé sur l'homme.

NATURE DE L'AGENT THÉRAPEUTIQUE. — On emploie le sérum du chien, de la chèvre ou de tout autre animal soumis au préalable aux injections de suc cancéreux filtré.

PRÉPARATION DU SÉRUM. — On fait un extrait avec des morceaux de sarcome ou de carcinome ; comme pour les autres extraits organiques, découpage en petites parcelles, broyage, mélange avec de l'eau salée et glycérinée, filtrage dans l'appareil de d'Arsonval à pression d'acide carbonique.

MODE D'ADMINISTRATION. — A l'aide du liquide ainsi obtenu on fait, le plus près possible de la tumeur, dans la tumeur même pour les néoplasmes chirurgicaux extérieurs, des injections sous-cutanées, avec les règles ordinaires applicables à cette petite opération, antisepsie des instruments, du médecin, de la région.

DOSE. — La quantité à injecter varie de 1 à 5 centimètres cubes.

MODE D'ACTION. — Il y aurait acquisition d'état réfractaire par suite d'une matière empêchante ou vaccinante.

EFFETS. — A. *Locaux*. — Localement, il y a possibilité au lieu de la piqûre à tous les petits accidents consécutifs aux injections sous-cutanées, surtout faites sans précautions.

Localement au niveau de la tumeur, on voit la réduction du néoplasme et sa disparition.

B. *Généraux*. — Le malade augmente de poids, les

phénomènes morbides s'amendent, vomissements, douleurs. L'urée urinaire remonte vers le taux physiologique.

INDICATIONS. — Spécialement dans les affections de l'estomac. Il n'y a guère qu'une observation à l'heure actuelle de *cancer de l'estomac* ainsi traité avec résultat favorable (Reclus).

CONTRE-INDICATIONS. — La cachexie trop avancée si elle ne contre-indique pas le traitement, tout au moins ne doit en faire espérer que peu de résultats.

Sérum anticharbonneux (Silavo). — PRINCIPE DE LA MÉTHODE. — Injecter le sérum d'animaux immunisés.

NATURE ET PRÉPARATION DU MÉDICAMENT. — 1º Culture charbonneuse virulente; 2º injection à doses graduelles à un animal, même pour l'immuniser; 3º prise de sang et séparation du sérum.

MODE D'ADMINISTRATION. — Injection sous-cutanée.

DOSE. — 5 à 10 centimètres cubes (essayé jusqu'ici exclusivement chez les animaux).

MODE D'ACTION. — Celui des sérums immunisateurs.

EFFETS. — Le sujet résiste à une inoculation mortelle, mais si l'on lui injecte le sérum 24 heures après.

INDICATIONS. — *Pustule maligne.*

Sérum anticholérique (Ransom). — PRINCIPE DE LA MÉTHODE. — C'est le même que celui qui a dirigé les esprits dans la sérothérapie antidiphtérique (p. 198).

NATURE DE L'AGENT THÉRAPEUTIQUE. — Le sérum d'un animal immunisé constitue le remède à l'infection cholérique.

PRÉPARATION. — Il y a 4 étapes dans cette préparation:

1º Culture du bacille virgule;

2° Extraction de la toxine cholérique, sous forme de substance solide;

3° Inoculation de cette toxine dissoute à l'animal, ou même à l'aide de cultures faibles non filtrées ou filtrées;

4° Recueil du sang de l'animal immunisé.

Dose. — Jusqu'ici la méthode n'a pas dépassé le laboratoire.

Mode d'action. — Il semble y avoir neutralisation de la toxine.

Effets. — L'antitoxine cholérique fait cesser les symptômes créés par la toxine.

Indications. — On pourra appliquer à l'homme cette méthode nouvelle, dans le *choléra*.

Sérum antidiphtérique ou antitoxine. — On a aussi désigné cette méthode nouvelle sous le nom hybride de *sérum-thérapie*. Ce mot incorrect pour nous autres Français, n'a guère que l'avantage de distinguer l'application de la sérothérapie à la diphtérie, de la sérothérapie prise en général.

Principes de la méthode. — La sérothérapie repose sur des bases essentiellement scientifiques. Une loi biologique, qu'on semble en droit de généraliser, nous enseigne que tout microbe produit dans l'organisme ou dans les cultures des substances capables d'entraver son développement ou de neutraliser son action.

On peut mettre le fait sous les yeux d'une façon saisissante.

Si dans un ballon contenant une solution sucrée on ajoute de la levure de bière, on obtient rapidement la fermentation; lorsque le sucre de ce premier essai a été transformé, si on en ajoute une même quantité dans le même ballon, la fermentation marche déjà moins bien.

Si l'on recommence plusieurs fois ces adjonctions, il arrive vers la 5ᵉ ou 6ᵉ adjonction de sucre, que le sucre reste sans être décomposé.

Si l'on reprend la levure qui semblait inactive, si on la lave et qu'on la remette en présence d'une quantité de sucre identique à celle de l'expérience précédente, la fermentation se fera à nouveau, preuve qu'il s'était formé une matière empêchante, capable d'annihiler l'action propre de la levure sur le sucre.

L'immunité acquise par une maladie donnée reconnaît un mécanisme analogue.

Il était donc logique qu'on pensât à utiliser en thérapeutique les humeurs contenant la matière empêchante ou neutralisante.

Nature du sérum, sa préparation. — Le liquide employé pour la sérothérapie antidiphtérique demande une préparation spéciale et assez longue.

Il faut en effet commencer par faire une culture de bacille diphtérique, dans un courant d'air (Roux) ou d'oxygène (Aronson).

Au bout de 2 mois environ, la culture est filtrée sur un filtre en porcelaine non vernie (filtre Chamberland). Ce liquide contient le poison ou toxine diphtérique.

Alors commence la 2ᵉ partie de la préparation, qui dure elle aussi environ 2 mois. Elle consiste à injecter à un cheval, sous la peau du cou, d'abord de la solution de toxine, affaiblie dans son pouvoir par l'addition d'une dose de solution iodo-iodurée, puis de solution toxique de moins en moins chargée d'iode et à doses de plus en plus fortes; l'animal arrive à résister à des injections de grandes quantités de toxine pure.

A ce moment, on fait à l'animal des saignées, dont le sang reposé laisse séparer le sérum. Ce sérum contient le contrepoison de la toxine diphtérique, l'antitoxine. C'est ce sérum qu'on emploie.

MODE D'ADMINISTRATION ET TECHNIQUE. — La solution antitoxique se présente sous l'aspect habituel du sérum, sans que rien ne puisse le faire distinguer à la vue.

Un peu de camphre fondu au fond du flacon sert à assurer sa conservation.

C'est essentiellement par la voie sous-cutanée qu'on fait pénétrer l'agent médicamenteux dans l'organisme.

A cet effet, on a besoin d'une seringue facilement démontable et stérilisable et d'une contenance d'environ 20 centimètres cubes.

L'antisepsie de la région, paroi de l'abdomen, région interscapulaire, cuisse, étant assurée, la seringue aseptisée par l'ébullition dans l'eau bouillante, on pousse le liquide sous la peau qui se soulève en boule d'œdème.

Si l'on n'avait qu'une seringue de faible capacité, on aurait le désagrément de la recharger à plusieurs reprises, l'aiguille laissée en place.

La seringue retirée d'un mouvement brusque, un petit tampon d'ouate agglutiné par la gouttelette de sérum, entraîné dans la manœuvre, suffit à obturer le petit orifice.

A. **Sérum antidiphtérique desséché.** — PRINCIPE DE LA MÉTHODE. — Rendre la conservation et l'administration du remède plus facile (Bokenham).

NATURE DU MÉDICAMENT. — Au lieu du sérum, on emploie l'extrait sec de celui-ci obtenu par le vide.

ADMINISTRATION. — Au moment de s'en servir, on dissout la tablette dosée dans de l'eau tiède stérilisée préalablement. Il ne faudrait pour cette dissolution que le tiers du liquide correspondant au sérum dont on a tiré l'extrait.

EFFETS. — On aurait moins d'éruptions (Klein) qu'avec le sérum liquide employé en nature.

B. Sérum antidiphtérique artificiel ou électrolytique (G. Smirnow). — On pourrait obtenir l'antitoxine artificiellement au moyen de l'électrolyse d'un bouillon de culture diphtérique.

PRINCIPE DE LA MÉTHODE. — L'influence de l'acidité du milieu de culture sur les produits bactériens se faisant sentir puissamment sur les cultures diphtériques, on a dans l'électricité un moyen d'action énergique.

Du reste, la toxine diphtérique se développe sur l'albumine du sérum et sur les peptones, elle apparaît à peine sur la globuline. De plus la provenance du sérum servant aux cultures influe beaucoup sur la virulence, ainsi il y a croissance depuis l'albumine et le bouillon de cheval, de mouton, de veau.

Il faut une neutralité absolue du milieu.

NATURE DE L'AGENT THÉRAPEUTIQUE, PRÉPARATION. — 1° Culture de bacille diphtérique sur bouillon ou sur sérum comme dans la préparation du sérum antidiphtérique de Behring-Roux.

2° La culture filtrée, contenant la toxine en solution, placée dans un tube en U, muni d'un robinet à sa partie moyenne.

On traite chaque fois environ 200 centimètres cubes.

Dans ce tube en U, on fait passer pendant 12 à 18 heures un courant électrique variant de 40 à 80 milliampères.

Le résultat de l'électrolyse est entre autres choses de décomposer les sels contenus dans le liquide et de distribuer les acides au pôle négatif, les bases au pôle positif.

On recueille séparément chacune des parties de

réactions différentes et on les neutralise respective-
ment, l'acide avec de la soude, et l'alcalin avec de
l'acide chlorhydrique, jusqu'à faible réaction alcaline.

On filtre et on stérilise à la bougie Chamberland
au moyen de l'appareil d'Arsonval.

La toxine s'est changée en antitoxine.

Cette antitoxine artificielle aurait toutes les propriétés de l'antitoxine ordinaire du sérum de cheval
immunisé.

Dose. — Chez les lapins et les cobayes, sur lesquels
la méthode a seulement été essayée, il suffit de 0^{cc},5 à
1 centimètre cube d'antitoxine artificielle pour neutraliser l'effet de 0^{cc},1 de culture diphtérique virulente.

Mode d'action. — Il y aurait dans l'action de l'antitoxine un rôle bien plus grand à faire jouer aux
réactions chimiques qu'à l'intervention des pha-
gocytes.

Dosage. — La *dose curative* de sérum, chez les
jeunes enfants, oscille entre 10 et 20 centimètres
cubes une fois faite ou répétée. Chez l'adulte, la dose
est de 30 à 40 centimètres cubes au minimum. Ces
doses pourront se modifier par suite du changement
survenu dans la force du sérum.

La *dose prophylactique* varie de 5 à 10 centimètres
cubes selon l'âge. Quelques accidents, dont quelques-
uns mortels, engageraient à une grande prudence au
point de vue de l'emploi prophylactique du sérum.

Mode d'action. — L'antitoxine contenue dans le
sérum agirait en neutralisant la toxine produite par
le bacille diphtérique (théorie chimique), ou mieux
l'antitoxine actionnerait, stimulerait (stimuline), les
cellules de l'organisme, de telle sorte qu'elles puissent
résister à la toxine (théorie vitaliste).

Quoi qu'il en soit de l'hypothèse, l'injection est
suivie, chez les sujets auxquels on l'a faite, de phénomènes qui manifestent ses effets.

EFFETS DE LA SÉROTHÉRAPIE. — A. *Locaux*. — Localement les fausses membranes de la gorge au bout d'un temps plus ou moins long, 24 à 48 heures environ, diminuent, se désagrègent, disparaissent.

Du côté du larynx, même amélioration, dévoilée par la plus grande facilité de la respiration.

Si la laryngite pseudo-membraneuse n'existe pas, elle ne se produit pas après l'application du traitement par le sérum.

B. *Généraux*. — La température, le pouls, la respiration tendent de leur augmentation au-dessus de la normale à descendre vers celle-ci, plus ou moins rapidement selon les cas, parfois après une ascension passagère.

La transformation favorable du facies frappe le plus les observateurs.

L'albuminurie serait modifiée en bien, quoique, à ce sujet, il y ait peut-être quelques réserves à faire. Les accidents graves signalés ont justement porté sur des reins, mais on n'a pas toujours fait la juste part de ce qui revient au sérum et de ce qui dépend de la diphtérie.

RÉSULTATS STATISTIQUES. — Au point de vue statistique, la sérothérapie se présente sous un jour très favorable. La mortalité, d'après la moyenne des statistiques publiées, n'excède guère 12 à 15 p. 100, au lieu de 40 100 p. et plus, comme on l'enregistrait jadis.

La trachéotomie qui ne donnait guère plus de 30 p. 100 de survie, en donne aujourd'hui 70 p. 100, c'est la proportion renversée.

Le pourcentage de l'intubation subit la même modification heureuse. De plus on peut, le plus souvent, substituer l'intubation à la trachéotomie, par suite du peu de durée des accidents de croup.

INCONVÉNIENTS ET ACCIDENTS. — A côté de ces avan-

tages manifestes, la sérothérapie entraîne aussi avec
elles des inconvénients et des accidents.

A. *Locaux*. — Du chef de l'injection, on a noté
quelques abcès ou phlegmons. Une antisepsie rigou-
reuse de la peau, une asepsie soigneuse des instruments doivent parer à ces complications.

B. *Généraux*. — *a. Fièvre, phénomènes pseudo-ménin-
gitiques*. — L'activité de l'antitoxine peut se manifester par de la réaction fébrile ; dans quelques cas,
par de l'agitation et du délire, ainsi que par des
convulsions, qui simulent la méningite, mais qui
cependant ont assez généralement abouti à la guérison.

b. Troubles cardiaques. — On doit surveiller l'action
dépressive sur le cœur du sérum antitoxique.

c. Troubles gastro-intestinaux. — Les vomissements
de la diarrhée ont été signalés.

d. Arthropathies. — Soit sans, soit avec fièvre, quelquefois même 40° passés, peuvent apparaître des
poussées du côté de diverses articulations ; parfois
l'aspect reproduit le rhumatisme articulaire aigu,
mais limité à peu de jointures.

e. Érythèmes. — Une des conséquences assez fré-
quentes de l'injection de sérum consiste dans l'apparition d'érythèmes de nature diverse, mais dont
l'origine doit, sans conteste, être attribuée au liquide
injecté. Ortiés, scarlatiniformes, morbilliformes, ces
érythèmes revêtent souvent l'aspect de l'érythème
polymorphe, souvent avec mélange d'éléments
ortiés. On a observé le purpura avec ou sans épis-
taxis, et l'érysipèle même.

f. Néphrites. Anurie. — La sérothérapie porterait
peut-être atteinte aux reins et certains auteurs l'accusent de provoquer assez souvent la néphrite. On n'a
peut-être pas assez fait la part qui revient dans ce
processus à la diphtérie elle-même, et celle qui appartient à la toxine.

On a signalé un certain nombre de cas de mort à la suite de phénomènes convulsifs et d'anurie qui rentrent dans cette catégorie.

INDICATIONS THÉRAPEUTIQUES. — La sérothérapie se présente comme une méthode spécifique dont l'action porte sur les produits du bacille diphtérique. Aussi, son application doit-elle dépendre du diagnostic bactériologique exact de l'affection contre laquelle on veut agir.

Le sérum antitoxique n'est que le spécifique de la diphtérie vraie, à bacille de Löffler.

Il a son maximum d'effet dans les cas traités dès le début, dans les diphtéries non associées. Dans les angines d'emblée toxiques, il semble peu actif. (Variot.)

Dans les diphtéries mixtes (bacille de Löffler et autres microbes), son action se montre beaucoup moins efficace.

Dans les angines pseudo-membraneuses non diphtériques (angine à streptocoque, à staphylocoque, à pneumocoque, etc.), l'antitoxine ne porte pas. Le remède est spécifique, mais non panacée.

Le sérum ne paraît avoir aucune action sur la paralysie diphtérique, qu'il n'améliore pas si elle existe et qu'il n'influence pas malgré son antériorité d'action.

Comme usage prophylactique, il y aurait une certaine réserve à observer dans l'usage du sérum. Il y a eu des accidents mortels, justement dans ces cas et chez des enfants non atteints de diphtérie. Si chez les sujets atteints de diphtérie on peut, vu la gravité de l'affection, risquer les accidents possibles, puisque somme toute, la statistique montre l'accroissement du nombre des guérisons, on n'aurait pas la même raison chez des sujets seulement suspects ou douteux. Toutefois M. Roux discute la valeur des observations.

H. GILLET. — Méd. Nouv.   12

Un certain nombre de médecins d'enfants conseilleraient d'attendre la confirmation du diagnostic par l'examen bactériologique avant de faire la première injection; d'autres n'attendraient que dans les cas d'aspect initial bénin, mais n'atermoieraient pas pour les cas d'allure maligne.

Sérum antistreptococcique. — Principe de la méthode. — Utiliser contre les affections streptococciques les propriétés d'un sérum immunisé contre la streptococcie.

Nature de l'agent médicamenteux. — Le sérum employé provient d'animaux, chevaux, ânes, préalablement immunisés par des inoculations de cultures virulentes de streptocoque.

Dose. — On emploie chez l'adulte de 10 (Marmorek) à 20, à 60 centimètres cubes (H. Roger, Charrin) et chez l'enfant 5 centimètres cubes. Toute réserve faite des modifications dans l'activité du produit, aujourd'hui encore produit de laboratoire.

Mode d'action. — On ne peut qu'émettre une hypothèse et supposer une action semblable à celle du sérum de Behring-Roux.

Toutefois, d'après les expériences de M. H. Roger, le sérum antistreptococcique n'agirait pas sur l'organisme, il porterait son action sur le microbe, action atténuante ou empêchante suivant la dose et les conditions du moment. Un lapin injecté avec une culture de streptocoque meurt en 3 jours, un autre qui reçoit le virus, puis du sérum d'animal vacciné, périt en 5 jours; un troisième inoculé avec la culture préalablement mélangé au sérum survit et s'il meurt c'est après un temps assez long.

Effets. — Sous l'influence du sérum antistreptococcique, la marche des affections à streptocoque subit un arrêt qui mène à la guérison.

La température baisse, parfois assez rapidement, mais aussi seulement après un certain temps, trente-six heures par exemple, et reste à la normale au bout de soixante heures.

Les autres symptômes généraux s'amendent de même.

La rétrocession des lésions locales suit ; dans la fièvre puerpérale, les lochies fétides redeviennent normales ; dans l'érysipèle, la plaque cutanée se rétrécit ; dans les angines à fausses membranes, celles-ci ne se reproduisent plus, n'envahissent plus et se détachent.

C'est la médication de la streptococcie.

INDICATIONS.— Toutes les infections à streptocoque ressortissent au traitement par le sérum antistreptococcique et en particulier, la *fièvre puerpérale*, l'*érysipèle* des adultes, l'*érysipèle* des nouveau-nés, les *angines pseudo-membraneuses à streptocoque*.

On a essayé la méthode aussi dans le *cancer*, mais principalement en injections dans le néoplasme même. (Emmerich.)

On a montré la guérison du *charbon* chez les cochons d'Inde.

Le *lupus*, la *tuberculose*, la *morve*, la *syphilis* même ressortiraient à ce sérum.

Sérum antisyphilitique. — GÉNÉRALITÉS, DIVISION. — Les tentatives de sérothérapie dirigées contre la syphilis l'ont été par deux voies différentes. Il y a donc deux méthodes distinctes. Dans l'une, on injecte du sérum d'animal normal ; dans l'autre, du sérum d'un sujet syphilitique, soit directement, soit après passage dans un organisme animal.

A. **Sérothérapie animale** (P. Tommasoli). — PRINCIPE DE LA MÉTHODE. — Partant de ce fait que la syphilis semble bien devoir se catégoriser, comme maladie essentiellement humaine, on est amené à penser que le sang des animaux possède un pouvoir bactéricide pour le virus syphilitique. De là, il n'y a qu'un pas à l'application pratique.

NATURE DE L'AGENT MÉDICAMENTEUX. — On prend du sang d'agneau, de veau, de chien ou de lapin, dont on recueille aseptiquement le sérum.

MODE D'ADMINISTRATION. — C'est exclusivement par la voie sous-cutanée qu'on administre le sérum animal.

LIEUX D'ÉLECTION. — L'injection se pratique à la fesse, comme dans la plupart des méthodes analogues.

DOSE. — On fait des injections renouvelées, mais espacées, de 2 à 8 centimètres cubes chacune, parfois tous les jours, ou bien tous les 2 ou 3 jours.

MODE D'ACTION. — Le sérum animal créerait un état réfractaire.

EFFETS. — A. *Généraux*. — On note après l'injection une *ascension* thermique pouvant atteindre 40°. Cette réaction fébrile dure peu. Parfois le malaise, la céphalalgie qui peuvent apparaître quelques heures après l'injection, par suite de l'existence de la fièvre, simulent l'influenza.

On a noté des signes de dépression, avec sensation de faiblesse, pâleur de la face au shock.

B. *Locaux*. — Localement il peut se former un peu d'induration.

Des éruptions ortiées apparaissent à la peau.

RÉSULTATS. — Au point de vue du résultat thérapeutique, qui est le côté important de la question, on verra sous l'influence de ce traitement, les accidents syphilitiques s'amender et disparaître rapidement (Tommasoli, Ed. Cottorel), sans qu'on adjoigne aucun autre médicament, ni mercure, ni iodure. La guérison serait durable. La méthode a été le sujet de contestations. (Kullmann, Mazza.)

INDICATIONS. — Il n'y a pas d'autre indication que la *syphilis*. Toutefois on a mis en œuvre le même procédé contre d'autres maladies infectieuses, la *tuberculose* par exemple.

B. Sérothérapie humaine ou syphilotoxique (Pellizari). — PRINCIPE DE LA MÉTHODE. — Toute autre est la sérothérapie humaine. La marche normale de la syphilis semble faite pour admettre que les produits sécrétés par le microbe supposé de la syphilis auraient une action bactéricide sur cet agent. On se sert donc de sérum provenant du sang syphilitique.

NATURE DE L'AGENT MÉDICAMENTEUX. — On tire du sang à des sujets syphilitiques, et l'on en prend le sérum exsudé. (Pellizari.)

Un autre procédé consiste à faire d'abord passer ce sérum par un animal, dont on extrait du sang et du sérum. (Mazza.) Cette manière de faire combine les deux méthodes de sérothérapie (Ch. Richet).

On fait l'injection 8 jours après l'inoculation du chien.

DOSE. — Les injections se répètent tous les 3 jours, puis tous les jours, à la dose de 1/2 à 1 centimètre cube chaque fois.

EFFETS, RÉSULTATS. — On ne peut encore donner que des conclusions d'attente.

INDICATIONS. — Ici, il ne s'agit plus d'une méthode générale, applicable à une série de maladies infectieuses, mais à une seule, la *syphilis*.

Sérum antipneumonique. — PRINCIPE DE LA MÉTHODE. — L'idée est d'arriver par l'injection de produits provenant du pneumocoque à donner l'immunité.

NATURE DE L'AGENT THÉRAPEUTIQUE. — Des tentatives ont été faites de différents côtés. Tantôt on recourt au sérum d'animal préalablement immunisé, tantôt on prend celui d'un convalescent pneumonique.

12.

.´A. Sérothérapie animale. — NATURE DE L'AGENT THÉ-
.·RAPEUTIQUE, PRÉPARATION. — On immunise un animal
·par des procédés qui peuvent varier.

La pneumotoxine (Foa, G. et F. Klemperer) obtenue par la précipitation des cultures à l'aide de sulf-
hydrate d'ammoniaque ou d'alcool absolu, injectée en
solution à petites doses et modifiée par la chaleur produit presque sans réaction l'immunité chez les lapins.

Le même résultat s'obtient par les inoculations
répétées du virus atténué vieux ou des faibles doses
de virus fort.

Les produits antitoxiques ne se développent qu'après
quelque temps.

On peut utiliser aussi (Lava) des extraits glycérinés
d'organes d'animaux immunisés.

MODE D'ADMISTRATION. — On pratique une injection
sous-cutanée, avec les précautions habituelles.

DOSE. — Chaque injection comporte de 4 à 9 centimètres cubes de sérum de sang de lapin immunisé
ou d'extrait de viscères, ou 4 à 5 centimètres cubes
de sérum de chien dans les mêmes conditions.

MODE D'ACTION. — Celui des sérums immunisés.

EFFETS. — A. *Locaux*. — Presque nuls.

B. *Généraux*. — L'influence du sérum se marque
sur le pouls qu'il modère.

La résolution apparaît hâtivement.

B. Sérothérapie humaine (Audeoud). — NATURE DE
L'AGENT THÉRAPEUTIQUE, PRÉPARATION. — Il s'agit plutôt d'hémothérapie.

Du sang est extrait de la veine, au pli du coude
chez un convalescent.

MODE D'ADMINISTRATION. — A l'aide d'une seringue
de Pravaz stérilisée ce sang en nature est injecté au
pneumonique en traitement. M. Audeoud a pratiqué
aussi la transfusion directe.

LIEU DE L'INJECTION. — On a choisi le tissu cellulaire de la cuisse.

DOSE. — 2 à 3 centimètres cubes de sang représentent la quantité nécessaire à une injection.

MODE D'ACTION. — Semblable à tous les sérums d'immunisés ; l'action médicatrice aboutirait à une neutralisation de la pneumotoxine.

EFFETS. — A. *Locaux.* — Ce sont les effets habituels.

B. *Généraux.* — La crise pneumonique succède à l'injection au bout de treize à quinze heures et la chute définitive est hâtée.

INDICATIONS. — Aux *affections pneumococciques*, à la *pneumococcie* s'adresse la nouvelle médication et principalement à sa localisation habituelle sur le poumon, la *pneumonie*. C'est surtout dans cette dernière affection qu'on l'a employée.

On pourrait songer à en étendre l'usage à toutes les autres localisations, depuis l'angine à pneumocoque jusqu'à la méningite.

Sérum antitétanique. — PRINCIPE DE LA MÉTHODE. — On cherche par le sérum d'animaux immunisés à arrêter la maladie.

NATURE DE L'AGENT THÉRAPEUTIQUE, PRÉPARATION. — La culture tétanique filtrée contient le poison tétanique. Il faut d'abord obtenir un animal immunisé, soit en choisissant la poule, espèce réfractaire, et en lui inoculant de fortes doses de poison tétanique, soit en prenant des animaux non réfractaires qu'on immunise. On y arrive par des injections progressives de poison tétanique mélangé au trichlorure d'iode, ou à la solution de Gram à raison de 5 de poison pour 1 de solution.

MODE D'ADMINISTRATION. — L'injection sous-cutanée a été le mode d'emploi.

EFFETS. — On n'a obtenu jusqu'ici qu'une *action*

préventive ; l'action curative reste plus problématique quoique rationnelle.

INDICATIONS. — L'indication serait donc dans le *tétanos ;* agir le plus tôt possible.

Sérums antituberculeux. — A. Sérum naturel d'animal. — PRINCIPE DE LA MÉTHODE. — La sérothérapie se confond avec l'hémothérapie par laquelle on a commencé.

On cherche, par l'injection de sang en nature ou de sérum d'animaux généralement réfractaires à la tuberculose, à faire passer cet état réfractaire chez le malade traité.

NATURE DE L'AGENT MÉDICAMENTEUX. — On a choisi le sang de chèvre (S. Bernheim), de chien (Richet et Héricourt) ou le sérum.

MODE D'ADMINISTRATION. — On a procédé par injections sous-cutanées (sérum) ou profondes (sang).

La technique n'a rien de spécial.

DOSE. — On peut la faire varier ; en général on injecte moins de sérum que de sang.

MODE D'ACTION. — On est dans l'hypothèse. Pour les uns, le sérum injecté communique au sujet qui le reçoit ses propriétés bactéricides. Pour les autres, il ne s'agit que d'une action tonique qui augmente seulement la résistance à l'infection.

EFFETS. — A. *Locaux.* — Réaction plus ou moins intense.

B. *Généraux.* — L'amélioration se marque sur l'état général, sur les lésions pulmonaires.

INDICATIONS. — La *tuberculose* peut se traiter ainsi, mais au début.

B. Sérum d'animal rendu réfractaire. — PRINCIPE DE LA MÉTHODE. — C'est ici l'application de la méthode générale de la sérothérapie. Un animal est rendu réfractaire et son sérum sert à communiquer son état bactéricide spécifique au sujet qui le reçoit.

NATURE DE L'AGENT MÉDICAMENTEUX. — On prend, comme animal, le chien, l'âne, le cheval (Marigliano).

On injecte l'animal à l'aide de substances toxiques retirées des cultures pures de tuberculose humaine, capables de tuer un cobaye en 2 ou 3 jours.

On procède par injections sous-cutanées successives jusqu'à ce que la bête résiste à l'inoculation dans les veines d'une culture très active de tuberculose humaine.

Ce sérum injecté en quantité convenable, simultanément avec de la tuberculine, empêche la réaction inhérente de cette dernière chez les sujets pourtant tuberculeux.

MODE D'ADMINISTRATION. — On choisit la voie souscutanée.

DOSES. — La quantité à injecter diffère selon les cas.

Voici comment M. Marigliano conseille de procéder :

Dans les formes apyrétiques, on commence par un centimètre cube, tous les deux jours, pendant dix jours.

On fait ensuite une injection d'un centimètre cube tous les jours, pendant dix jours.

Puis, pendant les autres dix jours suivants, on en injecte deux par jour ; et l'on continue ainsi.

Dans les formes fébriles de peu d'intensité (38°, 38°,5), on fait le traitement de la même façon ; si au contraire les chiffres thermiques sont plus élevés et si la fièvre a une allure subcontinue, il faut tâcher de la combattre par des doses plus élevées, injectant en une seule fois dix centimètres cubes de sérum.

Après il faut laisser passer trois jours pour voir

si l'on atteint l'apyrexie. Dans ce cas, il faut continuer les injections de 1-2 centimètres cubes par jour. Si, au contraire, la fièvre persiste après huit jours de la première injection de 10 centimètres cubes, on doit en faire une seconde, et ainsi de suite. Les bienfaits des injections se vérifient déjà au bout de deux semaines ; tantôt, au contraire, il y faut huit semaines avant de les constater. On ne doit jamais oublier que, dans *les maladies progressives du genre de celle-ci, l'état stationnaire* est déjà un gain.

M. Marigliano conseille encore : Lorsque l'état des malades s'améliore, même quand il n'y a plus de râles et qu'ils semblent guéris, de persister dans le traitement pendant l'espace d'un mois au moins, employant toujours le sérum en même quantité et pendant un mois à partir du jour où l'on a constaté tous les signes d'une apparente guérison.

De plus, il serait prudent d'injecter pendant une année au moins 1 centimètre cube par semaine.

MODE D'ACTION. — Comme dans toutes les tentatives de sérothérapie, on peut assister à une modification telle de l'organisme qu'il devient réfractaire à l'infection pour laquelle on le protège.

EFFETS. — A la suite des injections de sérum antituberculeux, voici, toujours d'après les conseils mêmes de M. Marigliano, les effets observés :

A. *Influence sur la température.* — Le sérum n'a aucune propriété pyrogène spécifique : il n'a que les propriétés pyrogènes inhérentes à la quantité employée. Le sérum normal d'un animal sain, injecté sous la peau en certaine quantité, produit les mêmes élévations thermiques que les sérums artificiels.

Les quantités thérapeutiques habituelles (1-2 centimètres cubes) ne donnent aucune élévation thermique.

Les doses supérieures peuvent causer des élévations

passagères, qui, quelquefois, arrivent même à des chiffres considérables. L'intensité de la réaction thermique varie d'un sujet à l'autre. Le même sérum, qui, à la dose de 25 c. c., ne produit aucune modification thermique chez un sujet, produit une augmentation de température à la dose de 5 chez un autre. Ces augmentations sont plus faciles chez les sujets tuberculeux que chez les sujets sains et peuvent durer deux ou trois jours ; mais elles ne sont accompagnées par aucune manifestation locale dans les foyers pulmonaires des malades. Les malades n'éprouvent aucune gêne, excepté celle produite par l'élévation thermique.

L'influence différente sur les élévations thermiques d'un même sérum sur des sujets différents ne dépend pas de la gravité de la maladie. Il y a des tuberculeux sans fièvre, qui, même avec des cavernes, n'en présentent pas, tandis que des sujets ayant des foyers peu étendus en ressentent. Les conditions individuelles d'où dépend sans doute l'influence différente d'un même sérum doivent être considérées comme indépendantes directement des foyers tuberculeux, mais inhérentes à d'autres facteurs, dans lesquels le système nerveux doit jouer un rôle prépondérant.

B. *Influence sur la circulation.* — L'appareil circulatoire ne subit point l'influence de l'action du sérum. Naturellement, chez ceux qui font habituellement usage des injections et qui sont améliorés, on remarque avec l'amélioration une diminution dans la fréquence du pouls et une augmentation de la pression intra-artérielle.

C. *Influence sur le sang.* — Pour le sang, les injections produisent toujours une augmentation des leucocytes, augmentation plus ou moins marquée, qui est arrivée à des chiffres considérables : 25,000 glo-

bules blancs par m. m. c.. avec une moyenne de
3 à 4 millions de globules rouges.

Les globules rouges et l'hémoglobine augmentent
en proportion de l'amélioration.

D. *Influence de l'urine.* — Les urines ne présentent
pas des modifications remarquables. Dans quelques
cas où l'on injecta 10 centimètres cubes de sérum on
a eu au bout de quatre à cinq heures, une légère
peptonurie. On n'a jamais eu ni de glucosurie ni
d'albuminurie. La toxicité des urines n'augmente
pas.

E. *Influence sur la nutrition.* — La nutrition générale ressent ordinairement un effet bienfaisant
des injections. L'appétit augmente et on a, par
conséquent, une augmentation dans le poids du
corps. On comprend que les augmentations sont
proportionnées à l'état d'amaigrissement. Ainsi, chez
des sujets ayant des foyers limités et chez lesquels
on n'avait pas encore constaté un amaigrissement
appréciable, on a eu des augmentations peu considérables. Dans quelques autres, chez qui l'amaigrissement avait été considérable, on a vu des
augmentations bien remarquables. Par exemple, un
des malades de M. Marigliano a été jusqu'à gagner
quatorze kilos en poids.

ACTION DU SÉRUM SUR LES SYMPTÔMES DE LA TUBER-
CULOSE. — A. *Fièvre.* — Chez les tuberculeux
fébricitants, les injections à petites doses ne modifient
point pour le moment le chiffre de la température
et, si elles ont quelque influence, elles la manifestent
certainement dans un sens déprimant et déterminent
un léger abaissement. Mais, après, on voit souvent
disparaître la fièvre, quand il s'agissait de températures peu élevées.

Les injections de fortes quantités déterminent
immédiatement une augmentation de la température

et, cela, pendant un ou deux jours; puis, successivement, l'élévation provoquée diminue et on a des abaissements. L'on peut voir des malades qui avaient depuis longtemps de la fièvre et même élevée, devenir constamment apyrétiques, c'est-à-dire à la normale.

B. *Foyers morbides.* — Les injections exercent une influence évidente sur les foyers de bronchopneumonie tuberculeuse. Avec une rapidité quelquefois étonnante, mais en général au bout d'un mois, s'il ne s'agit pas de foyers fort étendus, on les voit se dessécher, on n'entend plus de râles, il reste une respiration rude; tandis que la matité persiste si elle existait. On obtient ces résultats bienfaisants quand il n'y a pas ou quand il y a peu d'associations microbiques actives. Les modifications de percussion qui persistent constituent un *caput mortuum.*

Elles s'atténuent peu à peu par la formation des alvéoles pulmonaires. La toux cesse au fur et à mesure que les foyers morbides se modifient; les expectorations diminuent et même disparaissent; les bacilles peu à peu n'existent plus dans les crachats.

Les malades, après les injections, accusent un sentiment de bien-être qui augmente toujours; ils assurent qu'ils sont plus forts et possèdent une énergie à laquelle ils n'étaient plus accoutumés.

RÉSULTATS. — Les résultats varient selon l'état des malades, dont on peut ranger les catégories dans l'ordre suivant :

1º Les tuberculeux à foyers peu étendus sans fièvre, sans ou avec peu d'associations microbiennes.

2º Les tuberculeux avec foyers peu étendus, mais avec fièvre.

3º Les bronchopneumonies tuberculeuses étendues sans ou avec fièvre, avec ou sans peu d'associations microbiennes.

4° Les bronchopneumonies tuberculeuses étendue s avec associations microbiennes.

5° Les lésions tuberculeuses avancées.

Les bienfaits du traitement diminuent progressivement de catégorie en catégorie, de la première à la dernière.

INDICATIONS. — La sérothérapie antituberculeuse est une méthode spécifique de traitement et s'adresse exclusivement à la *tuberculose.*

C. **Sérum humain.** — PRINCIPE DE LA MÉTHODE. — On a proposé d'utiliser le sérum humain en injections sous-cutanées.

La méthode consiste (Bloch) à emprunter le sang à un congénère du malade. Ce congénère doit être indemne de tuberculose, y sembler réfractaire, n'être pas syphilitique, et autant que possible, être arthritique.

On espère, par la transfusion séreuse, transporter l'immunité présumée d'un sujet à l'autre.

NATURE DU LIQUIDE. — C'est le sérum du sang extrait par saignée avec toutes les précautions d'asepsie.

PRÉPARATION. — On laisse reposer le sang et on prend le sérum.

MODE D'ADMINISTRATION. — C'est l'injection sous-cutanée qu'on emploie exclusivement.

DOSE. — Chaque injection est de 10 centimètres cubes.

MODE D'ACTION. — Le sérum du congénère neutraliserait les toxines ou stimulerait les éléments organiques.

EFFETS. — Le résultat se marque surtout sur l'état général; l'état local se modifie plus lentement.

Du reste la méthode, si elle semble rationnelle, n'a encore que quelques faits à son actif.

INDICATIONS. — C'est encore à la *tuberculose* dans ses *deux premières périodes* que la méthode peut s'appliquer.

D. Sérum tuberculiné (Boinet [de Marseille]). — PRINCIPE DE LA MÉTHODE. — De la tuberculine de Koch il n'était résulté qu'une banqueroute thérapeutique, rachetée, il est vrai, par une acquisition scientifique de premier ordre. Si on n'utilise plus la lymphe de Koch, comme agent curatif de la tuberculose, on l'emploie comme moyen diagnostic chez les animaux d'étable et même chez l'homme et surtout chez les enfants.

Avec le sérum tuberculiné, la tuberculine réapparaît, mais après passage par l'organisme d'un animal et principalement d'un animal déjà peu enclin à la tuberculose, la chèvre.

On voit l'idée directrice de la méthode, rendre l'organisme réfractaire à l'aide d'un sérum modifié par les produits solubles du microbe.

NATURE DE L'AGENT MÉDICAMENTEUX, PRÉPARATION DU SÉRUM. — Sur une chèvre bien portante on fait des injections sous-cutanées de tuberculine. On attend que la réaction soit passée, on prélève du sang dont on tire le sérum.

MODE D'ADMINISTRATION. — On emploie seulement les injections sous-cutanées, avec toutes les précautions d'usage (Voy. p. 54).

DOSE. — Chaque injection est faite avec 2 ou 4 centimètres cubes de sérum de chèvre inoculée à la tuberculine.

MODE D'ACTION. — Le sérum ainsi modifié montre une action empêchante contre la tuberculose.

EFFETS. — A. *Locaux.* — Ce sont ceux de toutes les injections sous-cutanées, minimes, si l'on a été bien aseptique.

B. *Généraux*. — Amélioration générale et des lésions tuberculeuses du poumon.

INDICATIONS. — Jusqu'ici la méthode aurait donné à son auteur M. Boinet (de Marseille) des résultats favorables dans la *tuberculose torpide et apyrétique* et *peu avancée*. A la période de caverne, il n'y a pas d'action.

CONTRE-INDICATIONS. — Les effets seraient plutôt nuisibles dans la tuberculose fébrile, congestive, avec lésion laryngée.

Sérum antityphoïdique. — PRINCIPE DE LA MÉTHODE. — L'idée de produire un état réfractaire au bacille typhique ou de neutraliser ses produits, comme pour la diphtérie avec le sérum de Behring-Roux, a conduit à des essais analogues dirigés contre l'infection typhique.

NATURE DE L'AGENT THÉRAPEUTIQUE. — On se sert d'un sérum d'animal inoculé avec des cultures de bacilles typhiques.

PRÉPARATION DU SÉRUM. — Le sérum antityphoïdique, comme l'antidiphtérique, se prépare en deux temps : 1º culture en milieu liquide du bacille d'Eberth, 2º inoculations fractionnées avec une culture de virulence moyenne d'un animal, mouton (Peiper), chien (F. Klemperer et E. Lévy).

Le sérum de l'animal ainsi préparé sert à l'application de la méthode.

MODE D'ADMINISTRATION. — Le sérum antityphoïdique s'injecte sous la peau.

DOSE. — Quotidiennement 20 centimètres cubes de sérum de chien immunisé suffisent comme dose habituelle.

MODE D'ACTION. — Toujours la même hypothèse : neutralisation du poison typhique ou stimulation des éléments anatomiques.

EFFETS. — A. *Locaux*. — On n'aurait pas encore noté d'érythème, ni d'albuminurie.

B. *Généraux*. — A partir du 3e jour après le début des injections, on verrait se produire une rémission matinale de la fièvre. Vers le 2e ou le 3e septénaire, la température redeviendrait normale.

INDICATIONS. — Réservée à la *fièvre typhoïde*, cette nouvelle application de la sérothérapie conviendrait le mieux dans le début de la maladie, *dès le premier septénaire*, dans lequel le sérum montrerait son maximum d'action.

Sérum antivariolique. — PRINCIPE DE LA MÉTHODE.

— Dans toutes les tentatives de sérothérapie, on obéit au même mobile : injecter au malade le sérum d'un sujet immunisé, pour neutraliser par une antitoxine l'action de la toxine connue ou supposée.

Il faut avouer que pour la variole les essais faits jusqu'ici n'avaient pas amené grand résultat. Dans ses expériences, M. I. Straus était obligé, pour obtenir à l'aide du sérum d'un veau vacciné l'immunisation d'un second animal, d'infuser à ce dernier une énorme quantité de sérum.

Théoriquement et de fait aussi, comme déjà l'avaient montré Maurice Reynaud et George M. Sternberg, la possibilité de cette immunisation est réelle. Elle a été tentée par M. J.-J. Kingoun (de Washington); mais les faits mis en avant méritent confirmation (1).

NATURE DE L'AGENT MÉDICAMENTEUX. — Sur un veau vacciné, après la fin de tous les phénomènes locaux, on prélève par une saignée 1 litre de sang, qu'on laisse reposer pour en retirer le sérum.

Ce sérum filtré, privé de tout élément cellulaire, est

(1) J. J. Kingoun, *Abstract of sanitary reports* (U. S. Marine hospital service), vol. X, n. 3. Washington, 18 janvier 1895.

---

capable, à la dose de 2 centimètres cubes, de rendre inerte 1 centimètre cube de lymphe vaccinale, comme on peut s'en assurer par des inoculations sur les animaux.

MODE D'ADMINISTRATION. — On injecte le sérum de veau vacciné sous la peau, avec l'observance des règles habituelles.

DOSE. — Les quantités employées par M. Kingoun dans le service du Dr Elliot à l'hôpital des varioleux de North Brother Island (New-York), oscillèrent entre 15 centimètres cubes à 30 centimètres cubes, selon l'intensité de l'éruption variolique des sujets traités.

MODE D'ACTION. — L'hypothèse de l'action antitoxique ou de la stimulation peut se répéter ici, comme pour le sérum antidiphtérique.

EFFETS. — Les effets du sérum antitoxique antivariolique se marquent : sur le pouls, par le relèvement de celui-ci, sur la température, par son abaissement ; sur l'albuminurie, qui diminue ; sur l'éruption, qui en 48 heures se sèche et qui ne montre dans ses poussées ultérieures que des éléments avortés ; sur les cicatrices, qui restent minimes ou même n'apparaissent pas.

Siphon de Weber. — Antisepsie des voies respiratoires et digestives supérieures (p. 21).

Sozoïdolate de mercure. — Injection sous-cutanée de sel mercuriel soluble (p. 130).

Spartéine. — Badigeonnages antifébriles, spartéine (p. 62).

Spermine. Pipérazine. — PRINCIPE DE LA MÉTHODE. — L'organisme animal produit incessamment, par suite de la vie même des organes et de leurs composants, les éléments anatomiques des poisons, les leucomaïnes. Pour nous débarrasser de ces substances toxiques, la nature a recours à leur oxydation.

La *spermine*, trouvée par M. Pœhl dans tous les tissus, prostate, thymus, corps thyroïde, ovaire, urine, etc., serait le ferment chimique, source d'oxydation dans les tissus.

NATURE DU MÉDICAMENT. — La spermine constitue un corps chimiquement défini.

MODE D'ADMINISTRATION. — La spermine se prescrit soit à l'intérieur en cachet de 50 centigrammes, soit en injections sous-cutanées.

DOSE. — Par jour 1 gramme par fractions de 30 centigrammes.

EFFETS. — Par l'usage de la spermine, on obtient une augmentation de la quantité de l'urée dans l'urine des 24 heures, de même que de celle des chlorures.

Le rapport entre les phosphates et les urates reste normal.

MODE D'ACTION. — En présence des bases et des acides, d'après M. Pœhl, la spermine agit comme un ferment qui favorise l'oxydation des produits de désassimilation.

Cette action semble aussi démontrée chez l'homme par l'augmentation de l'intensité des fonctions organiques dans les affections caractérisées par un ralentissement des oxydations, comme dans l'intoxication alcoolique, le diabète, l'anémie, le scorbut, etc. La spermine serait l'agent actif des extraits organiques. L'analyse chimique plaiderait en faveur de cette opinion, mais n'y a-t-il que cela dans ces extraits? Qui oserait l'affirmer?

INDICATIONS. — La spermine agit surtout dans la *neurasthénie* et l'*hystérie*, dans les *anémies*.

Dans le *diabète* elle donne une amélioration subjective, mais n'influe pas les symptômes eux-mêmes.

L'action dissolvante de la pipérazine, dérivée de la spermine, la fait ordonner dans la *goutte* et les accidents divers de la *diathèse urique*.

Streptocoxine (G. Dumont, de Lille). — Ce n'est plus ici le sérum antistréptococcique, c'est la toxine même du streptocoque.

PRINCIPE DE LA MÉTHODE. — L'antagonisme signalé de tout temps entre les affections à accès convulsifs ou incoordination et les maladies infectieuses a fait penser à l'action antispasmodique des produits microbiens.

NATURE DE L'AGENT, PRÉPARATION. — On emploie une solution de toxine streptococcique ou streptocoxine. On la prépare ainsi :

1° Inoculation du streptocoque érysipélateux sous la peau d'un cobaye de 500 grammes au moins.

2° Récolte de sang de cobaye, 5 jours après.

Le sang est battu avec 9 fois son poids d'eau glycérinée à 1/10.

3° Chauffage de 50° à 100° pendant 24 heures.

4° Filtrage du liquide et embouteillage dans des flacons stérilisés et avec fermeture hermétique.

Ce liquide peut se conserver au moins trois mois.

DOSES. — On l'emploie à la dose de 1 centimètre cube tous les 3 ou 15 jours.

A la dose de 3 centimètres cubes, il tue en 8 jours un cobaye de 550 grammes.

EFFETS. — A. *Locaux*. — Ceux des injections de solution organique.

B. *Généraux*. — Immédiatement, les sujets manifesteraient parfois de l'abattement suivi d'excitation. Puis l'amélioration se marque sur les attaques, le tremblement.

MODE D'ACTION. — On a fait l'hypothèse que nous avons signalée.

INDICATIONS.— On a surtout appliqué la méthode dans l'*hystérie*, la *paralysie agitante*, l'*épilepsie*, la *chorée*.

Stypage. — Pulvérisations révulsives (p. 178).

Sublimé. — Antisepsie médicale générale (p. 13); antisepsie des voies digestives et respiratoires supérieures (p. 16); antisepsie de la peau (p. 48); antisepsie des mains (p. 52); antisepsie du champ opératoire (p. 54); bains au sublimé (p. 49); paquets antiseptiques de M. Budin (p. 52) : injection intrapulmonaire (p. 107); injection intraveineuse (p. 112).

Suc médullaire ou injections d'extrait de moelle osseuse. — PRINCIPE DE LA MÉTHODE. — Basée sur le même principe que la méthode générale des autres injections d'extraits organiques, celle d'extrait de moelle osseuse a reçu récemment son application.

NATURE DU MÉDICAMENT. — On se sert de moelle osseuse d'animaux de boucherie. Ils doivent remplir les conditions de santé et de jeunesse nécessaires. On peut en faire un extrait liquide et l'injecter ou bien donner le tissu en nature.

DOSE. — 110 à 150 grammes et plus de moelle de bœuf ou de veau par ingestion stomacale ou l'équivalent en extrait injectable représente la dose quotidienne.

On fait encore prendre la moelle osseuse de la façon suivante : une cuillerée à soupe de moelle osseuse de veau ou de jeune bœuf, encore rose, broyée avec 3 cuillerées à soupe d'eau, le tout filtré et mélangé au lait (Combe).

EFFETS. — Les hématies augmentent de nombre (de 1 460 000, 1 860 000 à 4 000 000), la proportion d'hémoglobine croît dans le même rapport (de 28-

30 p. 100 à 85 p. 100), la densité du sang s'élève (de 1038 à 1060). Les mégalocystes disparaissent.

Outre ces résultats hématologiques, les symptômes s'atténuent et disparaissent et la guérison semble définitivement acquise.

Avec les hautes doses un certain effet purgatif serait à craindre.

INDICATIONS. — Ce n'est jusqu'ici que dans l'*anémie pernicieuse* que la méthode a été essayée (Fraser, d'Édimbourg), dans la *leucémie* et la *pseudo-leucémie*, le *rachitisme* (Combe) avancé.

Suc pancréatique, — PRINCIPE DE LA MÉTHODE. — La médication pancréatique repose sur la théorie même du diabète pancréatique. Il y a peut-être encore quelque obscurité dans la question. Que le pancréas fournisse, comme le voudrait M. Lépine, un ferment glycolitique, qui, absorbé par les veines pancréatiques, se répandrait dans le sang pour y détruire le sucre, que la glande agisse de façon différente, le fait acquis c'est que son ablation ou sa destruction produit la glycosurie. Si donc on rend à l'organisme les substances élaborées par l'organe, on aura chance de rétablir l'état normal.

NATURE DU MÉDICAMENT. — La greffe sous-cutanée du pancréas a été la première tentative, puis on essaya les injections sous-cutanées d'extrait, on l'administra même par la bouche, sous forme d'extrait, en tablettes ou même en nature, en hachis.

Il y a une autre manière, c'est de donner le pancréas en sandwich (Combe, de Lausanne).

DOSE. — En injections sous-cutanées, une seringue suffit. En hachis on donne 60 grammes de glande par jour.

MODE D'ACTION. — L'action correspond au principe de la méthode.

Effets. — A la suite de la médication, la polyurie s'amende le plus souvent, parfois la glycosurie diminue, l'appétit augmente, la nutrition s'améliore, le poids du corps s'élève.

On n'a pas cependant la guérison absolue et surtout, il faut pour maintenir l'amélioration, continuer la médication.

Accidents. — On a noté de la fièvre, des érythèmes.

Indications. — Ce n'est guère que le *diabète maigre* qui peut tirer quelque avantage de l'administration du pancréas.

Suc pulmonaire. — Principe de la méthode. — Fournir au poumon malade la sécrétion interne du parenchyme, voilà le but.

Nature, préparation et administration de l'agent thérapeutique. — On hache des poumons d'animaux sains, on les mélange à de la glycérine et de l'eau, on filtre, on ramène l'extrait au dixième et on injecte sous la peau.

Indications. — Les affections pulmonaires, *tuberculose, emphysème*, etc., seraient des indications à la méthode.

Suc splénique. — Principe de la méthode. — Le même que celui du suc médullaire.

Nature de l'agent thérapeutique, dose. — La rate broyée et réduite en extrait glycériné est employée comme les autres organes.

Indications. — Comme pour le suc médullaire, le suc splénique s'adresse à l'*anémie*, à l'*anémie pernicieuse*, à la *leucémie*, à la *pseudo-leucémie*, à la *chlorose*, au *rachitisme*. On pourrait y penser dans le *sarcome*, le *cancer*, les *tumeurs lymphoïdes* (lympho-sarcomes), les *tumeurs adénoïdes*.

Suc surrénal ou **médication capsulaire.** — Principe de la méthode. — On est guidé dans la médication capsulaire, ou emploi du suc surrénal, par la même idée directrice de l'organothérapie : remplacer un organe absent ou détruit par l'extrait du même organe emprunté à des animaux.

Nature de l'agent thérapeutique et préparation. — Des capsules surrénales de bœuf ou de mouton broyées et mises en extrait glycériné au dixième.

Mode d'administration. — On injecte l'extrait sous la peau.

Effets. — Il y a modification surtout de l'état général.

Indications. — On a fait l'essai de la médication capsulaire dans la *maladie d'Addison* ou aussi dans le *diabète*.

Suc testiculaire. — Séquardine (p. 184).

Suc thymique. — Principe de la méthode. — Le thymus est un organe transitoire. On peut lui soupçonner une valeur au point de vue de la nutrition. C'est un peu empiriquement qu'on l'emploie dans ce but.

Nature du médicament. — On a utilisé surtout le thymus de veau ou celui de jeune mouton.

Mode d'administration. — On peut faire un extrait comme avec les autres viscères ou bien se contenter du thymus ingéré cru, en hachis.

Effets. — D'après les seuls faits publiés, on pourrait observer des modifications de la nutrition, le poids a diminué chez quelques sujets, chez d'autres il n'y a eu que des effets peu marqués (Taty et Guérin [de Lyon]).

Indications. — Jusqu'ici on n'a guère appliqué qu'au *goitre exophtalmique* cette nouvelle médication.

Suc thyroïdien. — Principe de la méthode. — Les

faits expérimentaux d'ablation du corps thyroïde, les observations de myxœdème post-opératoire (Reverdin), les cas de myxœdème congénital ont montré l'importance du corps thyroïde par les accidents qui se développent lorsqu'il est absent pour une cause ou pour une autre, soit anatomiquement, soit fonctionnellement.

De là l'idée de remplacer l'organe nécessaire par un emprunt aux animaux.

NATURE DE LA SUBSTANCE. — C'est pour répondre à cette indication qu'on a essayé d'abord la greffe (Lannelongue), puis les injections sous-cutanées, péritonéales, intraveineuses (Pisenti) de suc thyroïdien, l'ingestion d'extrait glycériné, enfin l'administration du corps thyroïde en nature et cru ou légèrement frit (Lebreton), cette cuisson empêcherait les symptômes d'intolérance ou toxiques.

Pour les injections de suc thyroïdien de mouton, on broie une partie de corps thyroïde, trois de glycérine et une d'eau ; et l'on soumet le tout à la filtration dans l'appareil de M. d'Arsonval, comme pour les autres préparations d'extrait organique.

Ces extraits demandent à être fraîchement préparés et conservés peu de temps ensuite dans des flacons hermétiquement bouchés et à l'abri de la lumière. Autant que possible ne pas se servir de flacon déjà entamé, à moins que ce soit dans la même journée.

On a signalé, M. P. Marie entre autres, l'erreur qui peut être commise lorsqu'on veut se procurer ces organes, à la place desquels on peut recevoir des ganglions lymphatiques ou des glandes sous-maxillaires.

DOSE. — L'administration d'un lobe de mouton tous les quatre jours suffirait ; 10 grammes par semaine (Bruns) ; au-dessus de cette dose on risque, sinon des accidents, tout au moins des symptômes d'intolérance. On voit alors la température s'élever à 38°, le pouls à 100 ou 112, il s'y joint une diurèse abondante, mais en plus de la céphalalgie, de la courbature dans les jambes et un peu d'insomnie (P. Marie), peu d'heures après l'ingestion de glande thyroïde.

Chez un mouton sain, MM. Chantemesse et R. Marie injectèrent 3 à 4 centimètres cubes d'extrait thyroïdien par semaine sans incident, mais à la dose de 18 à 20 centimètres cubes, la température s'éleva de 39 à 42° et l'animal fut en proie à une agitation extrême, devint furieux et démolit tout dans son étable.

On doit continuer la prescription pendant très longtemps, avec des intervalles d'arrêt.

M. P. Marie indique la dose initiale d'un lobe tous les jours, pendant trois ou quatre jours, puis d'un lobe tous les trois, quatre ou cinq jours, suivant l'état général. Si la réaction est vive, comme il arrive chez certains malades, on peut suspendre le traitement pendant quinze jours ou trois semaines, l'action se continue, mais on ne peut cesser complètement le traitement sous peine de voir l'affection s'aggraver.

Chez l'enfant on peut donner 20 centigrammes de corps thyroïde de mouton, légèrement cuit au beurre, écrasé dans du lait. Par semaine, on va jusqu'à 5 grammes (Bruns, Lebreton, Waquez).

La *thyroéidine* (Wermerhen) est préparée avec du corps thyroïde dégraissé et pulpé, additionné de son double volume de glycérine, filtré au coton, puis précipité à l'alcool.

La poudre ainsi obtenue ou thyroéidine pourrait se substituer aux extraits liquides ou à la glande en nature.

Dose. — On fait prendre cette thyroéidine à la dose de 10 à 30 centigrammes, soit dans une potion gommeuse, soit en poudre, en cachets ou même en pilules. Il ne faut pas faire les préparations longtemps à l'avance.

MODE D'ACTION. — Vassale et Rossi (1), avec des injections intraveineuses de suc musculaire d'animaux privés de thyroïde, ont observé des phénomènes toxiques. Chez les animaux thyroïdectomisés, la toxicité de l'urine est augmentée, leur sérum détermine, s'il est injecté, des contractions fibrillaires.

La substance toxique sécrétée par la glande thyroïde a-t-elle son antidote dans la glande thyroïde, ou celle-ci sécrète-t-elle une autre substance qui, en se fixant sur les éléments nerveux, empêche la première d'agir sur ceux-ci? Il est difficile d'affirmer l'une plutôt que l'autre de ces deux hypothèses.

EFFETS. — A. *Chez les sujets sains.* — On ne sait pas bien si le corps thyroïde a un effet sur les individus sains; il se peut que la connaissance de ces effets soit ancienne et soit cause du rejet du corps thyroïde de l'alimentation.

Il ne s'agit ici que de dose modérée, mais si l'on force les doses on observe des accidents toxiques.

B. *Chez les malades.* — Les malades réagissent à la suite du traitement thyroïdien, selon l'affection dont ils sont atteints. Le résultat général est l'amélioration de leur situation ou même la guérison.

Au point de vue cérébral, il y a réveil des facultés intellectuelles, l'intelligence se développe.

Au point de vue physique, il y a augmentation de la force musculaire et meilleure utilisation des mouvements.

Les fonctions organiques s'effectuent mieux, défécation, menstruation, urination. Disparition des

_____

(1) Vassale et Rossi, *Riv. sperim. di frenol. e di medic. legale,* 1893

œdèmes, perte de poids parfois jusqu'à 17 kilogrammes.

Du côté de la croissance du sujet, de la pousse des cheveux, même amélioration.

ACCIDENTS. — A côté des effets favorables, on note quelques accidents : céphalalgie, anorexie, douleurs dans les membres, parfois symptômes cardiaques, sternalgie, syncope, cyanose, accélération ou ralentissement du pouls, accès convulsifs, surtout avec des doses élevées et répétées.

L'action nocive de la glande thyroïde semblerait porter sur le cœur.

Le suc thyroïdien agit, en somme, comme un poison du cœur, et peut amener la mort par syncope (Ballet et Henriquez, Béclère).

Le traitement du myxœdème par l'usage interne de préparations fraîches de glandes thyroïdes de mouton n'est pas sans offrir certains dangers. On doit mettre une certaine circonspection dans leur administration.

A ce propos, M. Béclère fait remarquer que le pouls est le meilleur guide en pareil cas, que son augmentation en fréquence, plus encore peut-être sa mobilité, son instabilité, sous l'influence du moindre effort, comportent une contre-indication. On doit prescrire le séjour au lit, au moins le repos à la chambre, on doit éviter tout effort, tout mouvement capable d'augmenter brusquement le travail du cœur. Le suc thyroïdien, comme la digitale, semblerait avoir des effets cumulatifs. Il y aurait des variabilités dans les idiosyncrasies des malades à l'égard du traitement, ce qui force à des tâtonnements.

INDICATIONS. — Le *myxœdème* et toutes les affections dans lesquelles le corps thyroïde est absent soit réellement, soit fonctionnellement, relèvent de la médication thyroïdienne.

Pour le myxœdème, il semble qu'on soit en possession d'un remède spécifique.

Les accidents post-opératoires de la thyroïdectomie totale, qui aboutissent à la cachexie strumiprive, se recommandent à la même méthode.

Si le chirurgien a le soin de ne pas pratiquer l'extirpation totale, il mettra le malade à l'abri de ces accidents.

Les lésions du corps thyroïde, ses dégénérescences quand elles arrivent à supprimer la fonction thyroïdienne, créent l'indication de la médication thyroïdienne, par exemple : le *goitre*, kystique ou parenchymateux, la *sclérose*, le *sarcome*, le *cancer* du corps thyroïde.

On a essayé l'extrait thyroïdien, dans le *goitre exophtalmique* (Eulenburg).

Par suite des rapports entre la menstruation et le développement du corps thyroïde, il est logique d'appliquer la même méthode au traitement des accidents de la *ménopause* (tachycardie, faiblesses, bouffées de chaleur, etc.).

Le suc thyroïdien dans l'*obésité* semble donner de bons résultats.

A l'aide d'injections sous-cutanées de suc thyroïdien à la dose de 50 à 75 centigrammes, MM. Charrin et Roger ont obtenu l'amaigrissement chez les animaux.

Chez l'homme, avec une dose d'un gramme du même liquide administrée soit par la voie sous-cutanée, soit par la voie stomacale, on observe de même une perte de poids notable. En trois mois, de 133 kilogrammes, le poids d'une malade est tombé à 115, environ 50 à 60 grammes par jour.

Pendant l'administration de l'extrait organique, on ne remarque aucun phénomène anormal, d'intoxication ou autre, sauf peut-être chez les myxœdémateux.

Pendant les suspensions de traitement, il y a suspension de l'amaigrissement.

On a essayé le suc thyroïdien dans un certain nombre de maladies cutanées. L'extrait thyroïdien ne doit pas être considéré comme le remède par excellence du *lupus*. Toutefois, ce médicament peut rendre de très grands services dans le traitement de cette maladie et être regardé comme un auxiliaire très utile des autres modes de thérapeutique dans cette affection. On pourrait rapprocher l'action médicatrice de l'extrait en question de celle de la lymphe de Koch ; l'extrait du corps thyroïde devrait être employé de préférence à cette lymphe qui a donné des accidents, tandis que l'emploi du suc thyroïdien s'est montré toujours inoffensif.

Les différentes maladies qui pourraient être traitées efficacement avec le suc thyroïdien seraient plus spécialement : la *tuberculose viscérale*, la *lèpre*, le *cancer*, l'*ichtyose*, la *sclérodermie pigmentaire*, le *psoriasis*.

Succinique (Acide) et succinogènes (Caravias). — PRINCIPE DE LA MÉTHODE. — Soumettre l'organisme à l'acide succinique, corps bacillicide.

NATURE DES AGENTS THÉRAPEUTIQUES. — La viande crue, les graisses, le bimalate de chaux, l'acide benzoïque et les benzoates, la pepsine non acidifiée, l'asparagine, la carotte, les légumes verts, etc. L'*acide succinique* et ses combinaisons sont énergiquement antiseptiques ; le sel neutre ne l'est pas.

DOSE. — L'acide succinique se prescrit à la dose de 1 gramme dans les vingt-quatre heures.

MODE D'ACTION. — Une substance, quelle qu'elle soit, charriée avec le sang, n'a guère prise sur les lésions tuberculeuses qui renferment des microbes : dépourvues de vaisseaux, elles ne peuvent recevoir l'influence d'aucun médicament. L'acide succinique agit autour de la matière tuberculeuse, s'oppose, par son pouvoir antiseptique, à la formation et à l'envahissement bacillaires ; autrement dit, cet acide modifie le terrain autour des tubercules et crée l'état réfractaire.

L'emploi de l'acide succinique et des succinogènes rend compte de la pratique empirique, en usage depuis longtemps, du gavage alimentaire favorable aux phtisiques.

EFFETS. — L'amélioration des sujets soumis au traitement succinique n'est pas immédiat.

INDICATIONS. — La médication succinique s'applique surtout à la *tuberculose pulmonaire*, mais principalement aux *premières périodes*.

Suette miliaire. — Bains froids (p. 67).

Suggestion. — PRINCIPE DE LA MÉTHODE. — On a bien combattu à Paris et à Nancy à ce sujet. Pour les uns les phénomènes peuvent se passer chez des sujets sains ; pour les autres, il faut des hystériques.

NATURE DE L'AGENT THÉRAPEUTIQUE, PROCÉDÉS. — La volonté du médecin agit seule sur le malade.

Chez des sujets très sensibles, on agit à l'*état de veille*, par un ordre impératif.

Chez les sujets moins sensibles, on a besoin de recourir à l'*état de sommeil provoqué*.

La provocation du sommeil artificiel exige un sujet qui y soit prédisposé. Les moyens à employer sont la fixation d'un objet brillant, glace, porte-plume métallique, etc., le tic-tac d'une montre, d'un appareil électrique d'induction, le massage des globes oculaires, la pression du vertex, etc., quelquefois la simple fixation du regard suffit chez certains sujets.

Lemalade endormi, on lui donne des ordres précis et on le réveille.

Les faits se passent en général exactement comme le médecin l'a prescrit.

EFFETS. — Malgré certaines résistances du sujet, il obéit aux ordres et les manifestations hystériques dont on a commandé la guérison disparaissent.

INDICATIONS. — A la suggestion, mais chez des sujets suggestionnables seulement, ressortissent tous les *accidents hystériques*, surtout *locaux*.

La suggestion réussit aussi dans certaines formes d'*aliénation*, dans la *kleptomanie*, la *monomanie*.

D'autres états nerveux, l'*incontinence d'urine*, céderaient à ce moyen.

Sulfate de fer. — Ferrugineux par voie souscutanée (p. 97).

Sulfure de carbone. — Antisepsie stomacale (p. 35).

Surmenage. — Glycérophosphates (p. 100) ; séquardine (p. 184).

Syphilis. — Antisepsie des voies respiratoires supérieures (p. 16) ; inhalations (p. 26) ; antisepsie de la peau (p. 48) ; brome (p. 79) ; emplâtre au calomel de Quinquaud (p. 90) ; injections mercurielles souscutanées (p. 120) ; injections mercurielles sous-cutanées insolubles (p. 121) ; injections mercurielles sous-cutanées solubles (p. 129) ; injections mercurielles intraveineuses (p. 112) ; iodol (p. 139) ; méthode abortive (p. 168) ; nitrite de sodium (p. 171) ; sérothérapie (p. 207) ; traumaticine au calomel (p. 240) ; sérum antistreptococique (p. 206).

Tannin. — Antisepsie des voies respiratoires inférieures (p. 29) ; médication interne (p. 32).

Térébenthine (Essence de). — Antisepsie des voies respiratoires inférieures (p. 25); inhalation (p. 26); vaporisation (p. 28); médication interne (p. 30).

Tétanos. — Sérum antitétanique (prophylactique) (p. 211).

Thymol ou **Acide thymique.** — Antisepsie des voies digestives et respiratoires supérieures (p. 16); instillations intratrachéales (p. 138); vaporisations (p. 27, 28).

Thymolate de mercure. — Injections sous-cutanées de sels mercuriels solubles (p. 128).

Tic douloureux. — Glycérophosphates (p. 100).

Transfert. — Principe de la méthode. — Le principe de la méthode est l'hypothèse d'un fluide nerveux.

Nature de l'agent médicamenteux technique. — Pour faire le transfert il faut deux choses ; 1° un sujet sensible ; 2° un aimant.

Le malade est mis dos à dos avec le sujet sensible, l'aimant est placé du côté de l'accident à transférer.

L'accident transféré au sujet sensible, on le fait disparaître, soit par l'application de l'aimant, soit par suggestion.

Mode d'action. — Certains auteurs ne voudraient voir là qu'un mode de suggestion.

La guérison possible de lésions organiques (!) rendrait plus difficile cette hypothèse.

Effets. — Outre l'effet local qui aboutit à la guérison, le sujet et même les deux sujets manifestent de la céphalalgie, parfois des phénomènes nerveux.

INDICATIONS. — A l'*hystérie* et à ses manifestations locales, *paralysies*, *contractures*, *anesthésies*, etc., semblerait réservé ce mode de traitement.

On l'aurait cependant appliqué à des affections plus profondes, à l'*ataxie*, à des *paralysies*, des *hémiplégies* de natures diverses, à la *paralysie* d'origine *diphtérique* (Luys).

Transfusion médullaire. — PRINCIPE DE LA MÉTHODE. — C'est l'analogue de la médication cérébrale.

NATURE DU MÉDICAMENT. — Au lieu d'employer la substance cérébrale, M. Babes (de Bucarest) s'est servi de la moelle ; c'est aussi à ce procédé que s'était d'abord adressé M. Constantin Paul.

On peut donc se reporter à la médication cérébrale (p. 238) pour les détails. Ce qui est applicable à l'une l'est aussi à l'autre.

On a prétendu que dans la vaccination rabique, il fallait tenir un certain compte de l'extrait nerveux injecté en même temps.

Transfusion nerveuse ou **médication cérébrale.** — PRINCIPE DE LA MÉTHODE. — Comme dans toutes les médications par les extraits d'organe, la *médication cérébrale*, encore dénommée plus ou moins justement *transfusion nerveuse* (Constantin Paul), déjà implicitement indiquée par Brown-Séquard et M. d'Arsonval, repose sur les mêmes bases que la médication orchitique et sur la loi de biologie générale posée par Brown-Séquard, qui reconnaît à chaque organe, à chaque cellule une sécrétion interne, récrémentitielle, utile au bon fonctionnement général. Nous verrons si ce principe est exact et si le mode d'action n'est pas différent.

NATURE DU MÉDICAMENT ET PRÉPARATION. — On coupe en petits morceaux 15 grammes de cervelle de mouton, prélevés sur les parties grises, circonvolutions, corps striés ; on les fait macérer quatre heures dans 5 fois leur poids de glycérine pure. On ajoute poids égal d'eau et l'on filtre sous pression d'acide carbonique à 50 atmosphères. La préparation donne 150 grammes d'extrait cérébral au 1/10, conservable huit à dix jours.

On peut aussi obtenir un liquide avec une macération d'une partie de cervelle pour 5 d'eau salée à 12 p. 100. Le produit ne se garde pas intact au delà de cinq jours.

Dose. — Chaque injection est faite, une par semaine, à 4 à 5 grammes de la solution préparée comme précédemment. On peut débuter par 2 grammes.

Mode d'administration. — Une seule voie, la voie sous-cutanée, après *stérilisation* préalable de la seringue et de l'aiguille, de la peau, et *anesthésie locale* au chlorure d'éthyle. (Constantin Paul.)

Après l'injection, tampon d'ouate hydrophile au niveau de la piqûre.

Lieu d'élection. — On fait les injections hypodermiques, soit sur les côtés de l'abdomen, aux flancs, à la région dorsale, aux lombes (Constantin Paul), soit à la région sous-acromiale, soit à la fesse. (Ch. Eloy.)

Mode d'action. — Deux explications ont été données :

Dans l'une on fait jouer à l'extrait cérébral le rôle d'une transfusion sanguine (Constantin Paul).

Dans l'autre on ne ferait, par la médication cérébrale, qu'une injection testiculaire détournée, par suite de l'imprégnation de tous les tissus de l'individu mâle par la sécrétion interne du testicule. (Ch. Eloy.)

Effets. — Ils ressemblent beaucoup à ceux que produit l'extrait orchitique.

A. *Locaux*. — Tous les inconvénients des injections hypodermiques avec des liquides un peu concentrés, mais, somme toute, modérés.

B. *Généraux*. — C'est surtout une *action tonique* et régulatrice ; mais surtout dynamogénique.

On a noté parfois de l'élévation thermique, jusqu'à 3° en plus.

INDICATIONS. — On fera les injections de liquide cérébral dans l'*aliénation mentale* avec dépression, mélancolie, l'*ataxie*, l'*épilepsie* (Gibier), les *neurasthénies* (Ch. Eloy), cérébro-spinale, spinale, génitale, virginale (*chlorose*), de la ménopause, des hystériques, cardiaque des adolescents, gastrique, sénile, des hypocondriaques, dans l'*anémie*, l'*aphasie*, l'*asthénie* ou *débilité des vieillards*.

CONTRE-INDICATIONS. — On doit s'abstenir de la médication cérébrale dans l'*aliénation mentale avec excitation*, les *maladies dégénératives* (Babès), probablement aussi la *tuberculose*. (Ch. Eloy.)

Transfusion sous-cutanée. — Voir *Injections sous-cutanées de sang*, p. 135.

Traumaticine au calomel. — PRINCIPE DE LA MÉTHODE. — Comme avec l'emplâtre de Quinquaud, on veut obtenir la cure de la syphilis par les seuls moyens externes.

NATURE DU MÉDICAMENT. — La formule le plus fréquemment prescrite est la solution de Péroni :

Traumaticine au chloroforme.......... 1 partie.
(Solution de gutta-percha au 10°).
Calomel............................ 3 parties.

RÉGION DE CHOIX. — C'est le dos, à moins d'indications spéciales, qui semble la région préférable.

TECHNIQUE DE L'APPLICATION. — 1° *Avant l'applica-*

tion. — nettoyer la peau à l'aide d'un grand bain tiède savonneux, et, à défaut de balnéation, lavage soigneux du lieu d'application.

2° *Application*. — Bien sécher la région choisie avant l'application.

Le pinceau, trempé dans la solution de traumaticine mercurielle, sert à étendre le topique; on insiste sur les points occupés par des syphilides cutanées, pour obtenir une action locale bienfaisante en même temps qu'une action générale.

3° *Après l'application*. — On laisse sécher l'enduit sur la peau. Il en résulte une surface vernissée d'une certaine solidité, qui peut résister sans s'écailler aux frictions et même aux bains peu chauds et de peu de durée. Ce vernis brunit à la lumière.

Pendant la dessiccation, le sujet perçoit une certaine cuisson et la peau rougit.

4° *Fréquence des applications*. — Les applications sont répétées deux ou trois fois par semaine, jusqu'à disparition des accidents.

MODE D'ACTION. — La traumaticine au calomel représente une source de sublimé, comme l'emplâtre de Quinquaud.

EFFETS. — A. *Locaux*. — Sauf au moment de la dessiccation, il n'y a pas de réaction locale. Parfois un peu de rougeur sur les bords du vernis.

B. *Généraux*. — Ce sont les effets des mercuriaux. La stomatite serait rare.

INDICATIONS. — Les applications de traumaticine au calomel n'ont pas la prétention de s'imposer comme méthode ordinaire de traitement dans la syphilis. Elles répondent à des indications spéciales.

On les mettra en usage chez les syphilitiques qui marquent de l'*intolérance gastrique* pour les préparations mercurielles prises par la bouche.

Son action se montre efficace surtout contre les

syphilides cutanées secondaires, à type squameux ou pustuleux (Julien, Chauchard) et dans les *gommes* superficielles et même profondes (Péroni). Elle sert aussi au traitement secret ou forcé (hôpitaux, prisons).

CONTRE-INDICATIONS. — La traumaticine au calomel permet de soumettre le malade à une médication mercurielle continue, dont on peut, dans une certaine mesure, graduer la dose par un badigeonnage plus ou moins étendu, mais si son action possède la durée, elle n'admet qu'une certaine lenteur. La méthode ne devra donc pas s'appliquer lorsqu'on aura besoin d'une *action prompte*, comme c'est le cas pour les syphilis graves.

Toutes les méthodes nouvellement inscrites dans le traitement de la syphilis n'effacent pas les anciennes : elles les renforcent, elles les suppléent ; mais le traitement habituel et classique répond encore à là majorité des cas.   .

Tuberculine. — La tuberculine de Koch ou *Kochine* (Verneuil) n'a pas donné ce qu'on en attendait au point de vue thérapeutique.

Elle n'est employée aujourd'hui, peu en France (Hutinel), mais surtout à l'étranger (Escherich et Epstein) que comme moyen diagnostic pour déceler la tuberculose latente. Mais il peut y avoir quelques accidents après son emploi par suite de réaction exagérée locale et surtout générale.

Son emploi rend au point de vue de l'hygiène un grand service chez les animaux. Il permet de reconnaître les animaux atteints de tuberculose sans signes apparents et d'éliminer ainsi les vaches laitières infectées, malgré toutes les apparences de santé et par cela très dangereuses.

Cette épreuve devait être exigée dans toutes les

vacheries et principalement dans celles dont le lait est destiné aux jeunes enfants.

La tuberculine a été depuis essayée par voie indirecte, après passage par un organisme animal (Boinet de Marseille). Voir *Sérum tuberculiné* (p. 219).

Tuberculose laryngée. — Antisepsie des voies respiratoires supérieures (p. 16); inhalations (p. 26); instillations intratrachéales (p. 138).

Tuberculose pulmonaire. — Acide succinique et succinogènes (p. 234); air chaud (p. 12); antisepsie des voies respiratoires inférieures (p. 24); inhalations (p. 25); médications internes (p. 29); instillations intratrachéales (p. 138); injections intrapulmonaires (p. 107); injections sous-cutanées (p. 116); méthode de M. Burlureaux (p. 131); cuivre (p. 83); glycérophosphates (p. 100); hémothérapie (p. 135); médecine des ferments (p. 167); ozone (p. 174); séquardine (p. 184); sérum antistreptococcique (p. 206); sérothérapie antituberculeuse (p. 212); sérothérapie animale (p. 212); humaine (p. 218); sérum tuberculiné (p. 219); suc pulmonaire (p. 227); tuberculine (p. 242).

Tuberculose viscérale. — Suc thyroïdien (p. 238).

Typhlite. — Voy. *Périlyphlite* (p. 175).

Typhus exanthématique. — Bains froids (p. 67).

Ulcère de l'estomac. — Antisepsie stomacale (p. 33).

Urémie. — Antisepsie intestinale évacuante (p. 40).

Encéphalopathie urémique. — Bains froids (p. 67);

lavage intestinal (p. 152); bicarbonate de soude en
injections intraveineuses (p. 78); sérum artificiel
(p. 189); en injections sous-cutanées (p. 190); injections intraveineuses (p. 192).

Uretérite. — Antisepsie médicale des voies urinaires (p. 47).

Urétrite blennorrhagique. — Antisepsie médicale
des voies urinaires (p. 47).

Vaccination antirabique. — Principe de la méthode. — C'est l'idée générale de l'immunité conférée
par les virus, de plus en plus actifs, d'après Pasteur
et son école, qui a permis d'appliquer un traitement
rationnel et nouveau à la rage. Les expériences de
Pasteur ont montré que l'action était prophylactique, mais aussi curatrice.

Nature du médicament. — L'agent thérapeutique est
le virus rabique atténué ou modifié.

Préparation. — Les premiers essais sont dus à
M. Galtier, qui conféra l'immunité au mouton par
l'inoculation intraveineuse de salive rabique.

La méthode, modifiée et simplifiée depuis les premiers travaux de Pasteur et mise en usage à l'Ins-
titut Pasteur (rue Dutot, à Paris), consiste à inoculer
le virus fort à des lapins et à dessécher leur moelle.
A cet effet, on suspend l'organe dans un flacon fermé
à l'ouate ; au fond sont déposés des morceaux de tasse.

La moelle reste ainsi soumise à cette dessiccation
progressive. Pour la première injection on utilise une
moelle de lapin vieille de 14 jours, pour la seconde
de 13 et ainsi de suite jusqu'à celle d'un jour.

A l'étranger, surtout pour les animaux, on a modifié cette méthode, qu'on remplace par la dilution
(Burdach) ou le chauffage du virus (Babès).

MODE D'ADMINISTRATION. — La moelle de lapin rabique desséchée au jour voulu est broyée avec de l'eau stérilisée salée et glycérinée et la bouillie obtenue est filtrée. C'est le liquide filtré qu'on injecte sous la peau, avec toutes les précautions en usage aujourd'hui dans cette manœuvre.

LIEU D'ÉLECTION. — En général on fait l'injection hypodermique sous la peau du ventre : on peut aussi choisir la cuisse.

DOSE. — Chaque injection comprend 1 centimètre cube, on la renouvelle tous les 2 jours, puis tous les jours.

MODE D'ACTION. — D'après la théorie adoptée par Pasteur, la moelle rabique contiendrait à la fois le virus de la maladie et son vaccin. Par la dessiccation le virus seul subirait une atténuation progressive qui irait jusqu'à la destruction du 13ᵉ au 14ᵉ jour ; tandis que le vaccin conserverait toute son activité.

EFFETS. — A. *Locaux.* — Un peu de tension un peu douloureuse, parfois une plaque d'œdème diffus, c'est tout ce qu'on observe. Les accidents, dans les cas rares où ils existent, sont imputables aux fautes d'antisepsie.

B. *Généraux.* — Le retentissement sur l'organisme ne se marque pas par des phénomènes extérieurs bien notables, mais l'individu devient réfractaire au virus rabique.

RÉSULTATS. — La statistique semble démontrer le succès de la méthode. Toutefois, pour faciliter son succès, il importe d'instituer le traitement le plus tôt possible.

Les morsures de certains animaux, celles des loups par exemple, celles qui portent sur les régions très vasculaires, comme la face, donnent des résultats beaucoup moins favorables ; le virus a eu le temps de pénétrer dans l'organisme en plus grande quantité.

14.

Indications. — La méthode, par son principe même, ne s'adresse qu'à la seule *hydrophobie*.

Vaccination cholérique. — Principe de la méthode —

Par cette méthode on se propose de donner l'immunité contre le choléra. (Ferran-Gamaléia.)

Nature de l'agent thérapeutique. — 1° *Culture cholérique exaltée*. — On fait une culture virulente de vibrion cholérique. Pour obtenir le maximum de virulence, on fait passer le virus par le cobaye et par le pigeon (Gamaléia).

2° *Atténuation de la virulence.*—Chauffée à 120 degrés la culture virulente est débarrassée de ses microbes.

A. *Autres procédés.* — *Procédé de* Brieger et Watterman). — 1° Culture de bacille virgule virulent dans l'extrait aqueux de thymus, qui a la propriété d'atténuer le virus, ou seulement sur le bouillon peptonisé.

2° Au bout de 24 heures, chauffage à 65° pendant 15 minutes, ou à 80° pendant 10 minutes.

3° A la glacière pendant 24 heures.

B. *Procédé de* Haffkine. — 1° Culture à virulence exaltée par le passage par les animaux.

2° Atténuation par la culture à 39° sous un courant d'air constant.

Mode d'administration. — Inoculation répétée de très petites quantités.

Dose. — Peu expérimentée chez l'homme.

Mode d'action. — La création d'un état réfractaire tiendrait à l'antitoxine contenue dans le virus.

Effet. — A. *Locaux.* — Parfois presque rien ; ou bien gonflement douloureux, empâtement, adénopathie.

B. *Généraux.* — Réaction légère, malaise, symptômes fébriles.

Indications. — Le *choléra indien* ressortit seul à cette nouvelle médication.

Vaccination dans la coqueluche. — Principe de la méthode. — L'observation ayant semblé montrer l'influence du vaccin sur la coqueluche (Cacho, Pesa, Celli), on cherche par la vaccination à atteindre le principe infectieux de la coqueluche).

Nature de l'agent thérapeutique. — C'est la lymphe vaccinale ordinaire qu'on emploie.

Mode d'administration. — Vaccination dans les mêmes conditions que d'habitude, par insertion sous-épidermique. On peut avec avantage multiplier les piqûres et inoculer de grandes quantités de lymphe vaccinale.

Il n'y a possibilité d'appliquer la méthode qu'aux enfants non encore vaccinés. Toutefois on pourrait peut-être pratiquer les inoculations même à ceux qui l'ont été.

Effets. — En dehors de l'évolution de la vaccine qui se produit normalemement, on remarque, après que la poussée fébrile, inhérente à la vaccination, a cessé, un changement dans la nature de la toux qui a perdu son caractère spécifique, plus d'accès, plus de quintes.

Action. — Il y aurait dans le vaccin un antidote véritable. On aurait pu objecter que le caractère convulsif cède par suite de la fièvre, fait habituel dans les affections spasmodiques, *febris solvit spasmos*, comme le connaissaient les anciens. Toutefois M. Celli a observé que l'apparition d'une varicelle n'avait aucune influence, malgré la fièvre, sur la coqueluche. Donc la vaccine agit plus que par la détermination de la fièvre.

Indications. — Traitement spécifique de la *coqueluche;* la vaccination se limite à cette maladie comme antidote.

Vaporisations antiseptiques (p. 29).

Variole. — Antisepsie générale (p. 13) ; antisepsie des voies digestives et respiratoires supérieures (p. 16) ; antisepsie cutanée (p. 48) ; badigeonnages antifébriles (p. 58) ; bains froids (p. 67) ; lumière rouge (p. 166) ; sérothérapie antivariolique (p. 221) ; variolo-vaccine (p. 248).

Variolo-vaccine. — C'est un débat qui se poursuit encore que celui de l'identité ou de la non-identité de la variole et de la vaccine ou tout au moins de leur origine commune.

Les dernières expériences négatives de Juhel-Renoy sont venues amoindrir l'effet produit par les résultats positifs obtenus en 1892 par MM. Haccius et Eternod (de Lancy près Genève), ainsi que ceux de M. Hime (de Bradford) et de M. Fischer (de Carlsruhe), déjà publiés il y a un certain nombre d'années.

Quoi qu'il en soit, voici ce qu'on entend par *variolo-vaccine* et par *variolo-vaccin* et voici le résumé des faits mis au jour à ce sujet :

PRINCIPE DE LA MÉTHODE. — Au lieu de s'adresser au virus vaccin transmis de vaccinifère à vaccinifère, on remonte à la source, l'identité ou tout au moins la parenté admise entre vaccin et variole ; on part de la variole pour obtenir le vaccin.

NATURE DE L'AGENT THÉRAPEUTIQUE, MODE D'OBTENTION. — Dans la variolisation, on prenait le virus variolique tel quel et on l'inoculait. On choisissait, autant que possible, les cas bénins de variole pour servir à cet usage.

Dans la variolo-vaccine, on fait passer le virus variolique par l'organisme de l'animal, du veau par exemple, et on reporte le produit des pustules ainsi obtenu de veau à veau puis sur l'homme.

La première difficulté, insurmontable pour les adversaires de la variolo-vaccine, consiste à obtenir

chez l'animal avec le virus variolique une éruption
de vaccine. Pour M. Chauveau on échouerait et
on n'obtiendrait que des papules, toutefois cette éruption avortée peut rendre réfractaire à la vaccine. Il
y a donc eu une action.

Pour inoculer les animaux on procède (Ch. Haccius
et Eternod, Fischer, Hime) en ayant soin de peu faire
saigner, soit par scarifications, soit par dénudations
du derme au papier de verre et non par simple
piqûres ou incisions. On couvre les parties traitées
largement de virus variolique récemment recueilli.

On choisit des veaux de trois à quatre mois et en
bon état de santé.

On les inocule au ventre, sur la vulve, chez les
génisses, au scrotum chez les taurillons.

En première génération, l'aspect n'est pas toujours
typique, quoique cela puisse arriver (Hime) ; mais dès
la deuxième ou la troisième génération, on obtiendrait
des éléments éruptifs morphologiquement semblables
à ceux de la vaccine.

C'est la lymphe de ces pustules variolo-vaccinales
qu'on utilise pour la vaccination chez l'homme. Cette
lymphe variolo-vaccinale se présente à la vue avec
l'aspect de la lymphe vaccinale.

Les adversaires de la variolo-vaccine (Chauveau),
objectent des fautes de technique et une inoculation
accidentelle, malgré les précautions prises, par la vaccine vraie.

Une autre préparation de variolo-vaccin a été
épublie récemment par M. Monckton Copeman. Il
cultive une croûte de variole, desséchée et broyée,
dans un œuf stérilisé à l'extérieur, ouvert et inoculé
seulement avec une aiguille flambée.

Il obtient un bacille pur.

Avec cette culture on vaccine les veaux et on
reporte le produit chez l'enfant.

MODE D'ADMINISTRATION. — Même manière de procéder que pour la vaccine. L'inoculation variolo-vaccinale peut, comme la vaccinale, se faire par piqûre, mode d'insertion sous-cutanée le plus habituel chez nous, par incisions ou par scarifications, comme on semble le préférer à l'étranger.

MODE D'ACTION. — Le variolo-vaccin n'aurait pas d'autre action que le vaccin. Le virus variolique contiendrait à la fois le poison et le contrepoison. Dans certaines circonstances, l'inoculation au veau, par exemple, on amoindrirait le poison, le contrepoison ou vaccin persisterait seul.

EFFETS. — Les résultats obtenus par ceux qui se sont servis du variolo-vaccin ne diffèrent pas d'une façon générale de tout ce qu'on peut observer avec le vaccin.

Nous avons pu nous en assurer par nous-même grâce à l'obligeance de M. Hime (de Bradford) et M. Fischer (de Carlsruhe) qui ont bien voulu nous envoyer un échantillon du variolo-vaccin dont ils se servent habituellement depuis quelques années à leur grande satisfaction.

Le variolo-vaccin se comporte comme le vaccin, parce que c'est du vaccin, diront les adversaires.

Les stades éruptifs se succèdent dans le même temps, l'aspect de l'efflorescence reste le même.

Les quelques détails qu'on a pu signaler, pustules aberrantes, forte virulence, réaction plus intense, etc., se retrouveraient facilement dans l'histoire de la vaccine elle-même.

On n'a pas signalé un retour offensif du variolo-vaccin vers la variole.

Pas de généralisation de l'éruption.

Si la variolo-vaccine ne figure que comme un doublure de la vaccine, elle a cependant le grand intérêt d'offrir une source de vaccine, au cas où pour une cause quelconque on viendrait à manquer de lymphe jennerienne.

INDICATIONS. — La prophylaxie de la variole et toutes les autres applications de la vaccine, tumeurs érectiles, etc.

Varicelle. — Antisepsie générale (p. 13); antisepsie des voies digestives et respiratoires supérieures (p. 16); antisepsie de la peau (p. 48).

Vaseline à la pilocarpine. — Badigeonnages sudorifiques (p. 57).

Vaselines antiseptiques. — Antisepsie des voies digestives et respiratoires supérieures, vaseline mentholée (p. 23); antisepsie de la peau, vaseline boriquée, boriquée et mentholée, phéniquée, sublimée (p. 50).

Végétarisme. — PRINCIPE DE LA MÉTHODE. — Bien vieux régime, remis en honneur comme méthode d'asepsie gastro-intestinale, par suite du peu de toxicité des produits de la digestion.

NATURE DES SUBSTANCES. — Tous les végétaux, de plus pour remplacer la viande, des substances analogues à la fibrine animale, nucléo-albumine, légumine.

MODE D'ACTION. — Réduction dans la formation des ptomaïnes.

EFFETS. — Diminution de la toxicité urinaire et fécale.

INCONVÉNIENTS. — Tendance à l'embonpoint, à l'athérome (Gubler).

INDICATIONS. — Le régime végétarien convient dans le *diabète* (légumine), la *dilatation stomacale*, la *neurasthénie*.

Végétations adénoïdes. — Antisepsie des voies digestives et respiratoires supérieures (p. 16).

Wintergreen (Essence de). — Antisepsie des voies respiratoires inférieures (p. 26).

Zinc (Chlorure de). — Injections intrapulmonaires (p. 107) ; instillations intratrachéales (p. 138).

TABLE DES MATIÈRES

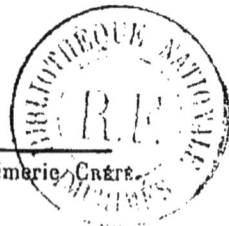

1205-95. — Corbeil. Imprimerie Crété.